U0219717

Transactional Analysis in Psychotherapy

A Systematic Individual and Social Psychiatry

心理治疗中的沟通分析

一个系统化的个人及社会精神病学

［美］艾瑞克·伯恩（Eric Berne）　著

黄珮瑛　译　｜　陈雅英　审校

中国轻工业出版社

图书在版编目（CIP）数据

心理治疗中的沟通分析：一个系统化的个人及社会
精神病学／（美）艾瑞克·伯恩（Eric Berne）著；黄珮瑛
译.—北京：中国轻工业出版社，2023.5（2025.3重印）
ISBN 978-7-5184-3967-6

Ⅰ.①心… Ⅱ.①艾… ②黄… Ⅲ.①精神疗法
Ⅳ.①R749.055

中国版本图书馆CIP数据核字（2022）第067129号

责任编辑：刘　雅　　　责任终审：张乃柬
策划编辑：阎　兰　　　责任校对：刘志颖　　　责任监印：吴维斌

出版发行：中国轻工业出版社（北京鲁谷东街5号，邮编：100040）
印　　刷：三河市鑫金马印装有限公司
经　　销：各地新华书店
版　　次：2025年3月第1版第2次印刷
开　　本：710×1000　1/16　印张：18
字　　数：160千字
书　　号：ISBN 978-7-5184-3967-6　　定价：80.00元
读者热线：010-65181109
发行电话：010-85119832　　　010-85119912
网　　址：http://www.chlip.com.cn　http://www.wqedu.com
电子信箱：1012305542@qq.com
版权所有　侵权必究
如发现图书残缺请拨打读者热线联系调换
250304Y2C102ZYW

纪念我的父亲大卫（David）

一位外科医生

刻苦的大夫

1882—1921，加拿大，蒙特利尔

译 者 序
——宛如仙境

其实起初，我只好奇这是一本什么样的书，而现在想想，我觉得我真是太勇敢了，竟然敢挑战翻译这本书！哈！因为从翻译"前言"开始，就不得不承认，这真是太难了，好像立刻进入五里迷雾一样，伸手不见五指！在这段和艾瑞克·伯恩（Eric Burne）的文字捧跤的时期，不只遇上新型冠状病毒感染全球性疫情的爆发，生活诸事意外停滞，我也因一个小车祸当了几个月的"独臂侠"，在这本书面前我仿佛被点了穴道一样杵在那儿动弹不了。好不容易一句句、一段段地从迷宫爬了出来，回头一看，才发现自己其实更像爱丽丝走了一趟奇幻的仙境一样，发现仙境里的事事物物不只鲜活了起来，好像都换了新衣裳，我也变得不一样了。在这个过程中，曾经觉得想要译完这本书也许是"Mission Impossible（不可能的任务）"，没想到终于可以完成，太开心，太佩服自己了！完成任务了！

译完这本书，我不敢说自己像是打通任督二脉般的功力大增了，但是喜欢上了这样和书里的章节互动的感觉——就像不断探入仙境般，摸索着伯恩著书的脉络，游动在章节段落之间，想看懂伯恩给的线索，明白伯恩用他所发展的沟通分析如何应用在个人精神病学及社会精神病学之中。在译书的拼搏过程里，有了一点点心得，希望分享给读者，在你手捧这本伯恩的精心之作时，能有一些入门的线索，能一点点品尝到睿智的大师伯恩带给大家的大餐。

每位读者的阅读习惯不同，也许你不太会注意到书的"前言"及"导言"。但我相信若要了解沟通分析及伯恩，先从"前言"及"导言"入手，是聪明的做法。本书的"前言"能帮助读者了解一点他在发展本理论时的时空脉络，而他在"导言"里的说明，则精要地指出，自我状态的概念，是奠基与连接于哪些当时研究的成果。他提到了彭菲尔德（Penfield）等人在神经外科的研究结果，费德恩（Federn）等人在精神病学上的论点，甚至在药理学的发现，都支持他建立自我状态作为现象学实体的理论，而且不同于弗洛伊德的本我、自我和超我的理论概念。这二者的比较是经常被提出的问题，在这里及本书其他几个地方，伯恩自己给了一点说明。

伯恩在他早期丰富多元的实务工作及研究著作中，建立并发展了独特的沟通分析理论。1961年本书英文版的出版，是一个很重要的里程碑。他在书中不只把沟通分析理论的两大基础，结构分析及沟通分析，做了很好的介绍〔当然伯恩在几年后出版的《人间游戏》（*Games People Play*）及《人生脚本》（*What Do You Say After You Say Hello?*）两本书中，则把游戏分析及脚本分析两个领域也做了丰富的呈现〕，还系统地说明，如何使用这些理论概念来认识一个个体的人格内容及组成，以及不健康是何样貌。这就是本书第一部分"个人精神病学和结构分析"的主要内容。读者可能对后面章节也很有兴趣，但在阅读上建议你先耐下性子，从第一部分开始学习，逐章了解伯恩在陈述他的理论及铺陈各章节时的思路，再进入后面几部分的章节，为自己的学习一步步打下根基。

伯恩在第十六章注记中的一段提到，该章"只试图说明一些现象，完整的临床说明则需要一整本书来阐明"。这个注记说得太好了，而且适合本书的每一章！他的每一章都可以写成一本书，一大本书，甚至用一全套来教导！伯恩却能在每一章只用了几个案例便贴切地交代了他要在本章提出的概念的各层面，及与其他概念的关系，面面俱到，可惜或因篇幅及他文字的精要，或许会令读者对案例及他的说明觉得意犹未尽。因此读者不要因为意犹未尽，未能立刻通透，而以为自己学得不好，或是作者说明不周全。不急，伯恩在后面的章节可能就解了你的疑惑。你到时会再次骛叹他著书的结构完整，也非常了解学习者的需要。

伯恩在第二部分及第三部分分几个层面表明，整体的沟通分析理论在了解人际关系方面是非常好的理论，可以用来认识一般社交生活的人际互动，涉入互动不健康的相关人士的人格问题，并且对于那些被精神病理学认定为疾病的病人，如何可能经由治疗师使用沟通分析及病人学习沟通分析，而得到社会控制、症状控制乃至移情治愈及脚本治愈的好结果。

第四部分，第一次读到这儿的读者一定会感到惊讶，伯恩将沟通分析理论有条理地分解到如此细微的程度，能用以分析历史的童年经验各层面的影响在人现今生活中呈现的样貌。在最后一章，对于如何训练成为运用沟通分析的助人者，有很具价值的提示。附录里结案案例的报告，显示了伯恩在工作过程中一向的严谨和客观，让读者能从一次次记录中看到主角如何发生变化的完整呈现。

认真译完这本书，真是不容易。在此要谢谢陈雅英老师，她不仅在我遇到瓶颈而泄气时给我打气、督促我不要放弃，更给予了实质的协助，她在此过程中花了不少时间陪我一章一章地讨论，检视语句译法是否合适。当然也要谢谢出版社编辑同人的协助和无比的耐心，并在编辑过程中协助我修饰词句以符合更多读者的需要。

亲爱的读者，你准备好了要打开这本书了吧。哦，容我提醒你，你不一定要正襟危坐在书桌前，备好不同颜色的莹光笔，配着一杯浓浓的咖啡，一副悬梁刺股的认真学生模样来阅读；这本有趣的书，一定不会只是成为所有沟通分析爱好者的案头书，或是像给你安全感的小被子那样的读物，这是值得我们放宽心让自己沉浸其中的好书。你可以备好一整壶好茶，留一盏柔和的灯，轻松地品味它，会另有一番滋味。让我们一起踏进宝山，探访仙境吧。

黄珮瑛

2022 年 8 月

前　言

　　本书概述了一个能用于个人和社会精神病学的统一体系，在过去五年中该体系在不同场合中被讲授，包括旧金山的锡安山医院团体治疗研讨会、蒙特雷半岛精神病学临床会议、旧金山社会精神病学研讨会，最近也在阿塔斯卡德罗州立医院和兰利·波特神经精神病学研究所上被讲授。现在，治疗师和团体工作者正在各种机构环境以及私人诊所中使用这种方法，来处理几乎各种类型的心理、情感和性格的障碍。由于人们对这个系统的原理越来越感兴趣，该原理的传播也越来越广，因此人们对于演讲、出版物及对话讨论的要求越来越难以被满足，这都表明了出版本书的必要性。

　　作者有幸曾拜访了欧洲、亚洲、非洲以及大西洋和太平洋诸岛的大约30个不同国家的精神病医院，并借此机会在许多不同种族和文化背景下测试了结构分析（structural analysis）的原理。为了接触不同文化人群的独特心态，需要仰赖优秀口译员的帮助才能顺畅交流，然而在这种特别严格的情境下，该原理的准确性和预测价值都显得非常良好。

　　由于结构分析是一种比正统的精神分析更为平易近人的理论，因此，至少在一开始时，如果读者能够避免尝试将结构分析放进精神分析框架中——虽然这种尝试是很能理解的诱惑——那么对读者自己和对作者都会是比较公平的。相反的，如果这个过程倒过来，那么从方法论上来看，精神分析很容易在结构分析中找到它的位置，成为结构分析中非常独特的一个领域。例如，沟通分析（transactional analysis）——结构分析的社交层面，提出了几种不同类型的"交错沟通（crossed transaction）"。各种类型的移情现象几乎全部能归类在其中一种沟通类型中，在这儿称为"交错沟通类型Ⅰ"。对于精神分析与结构分析之间的关系，本书中还提供了其他例子。

语义学

接下来，我会用"沟通分析"一词指称整个系统，包括结构分析。而在适当的语境中，我将更特定地使用这个词来表示某一个沟通的分析。

在这里，"社会精神病学（social psychiatry）"用来表示，对在某特定时间和地点里发生在两个或多个特定个人之间的特定沟通或一组沟通的精神病学方面的研究。"社会精神病学"有时也用于表示比较精神疾病流行病学，或各种社会的、文化的或民族群体的精神病学问题的比较，其实用"比较精神病学"一词来表示也许更充分也更精确。[作者曾（1956）讨论过这个命名问题，并指出亚普（Yap，1951）在早期使用了"比较精神病学"一词。]

在本书中，"他"通常指的是任何性别的人，男女皆可用。在技术的语境里，"是"表示"就作者的经验而言，是规律稳定的"。"似乎是"表示"经过反复观察看来是存在的，但还不足以让我（作者）肯定"。"成人（adult）""父母（parent）"和"孩子（child）"指称实际的人。而当这些术语写为"成人自我（Adult）""父母自我（Parent）"和"儿童自我（Child）"时，则是指一个人的自我状态，而不是实际的人。相应的形容词是"父母的""成人的"和"儿童的"或"孩子气"。我会根据上下文选择使用不同形式。

本书中提到的精神分析及相关概念是指所谓的"正统"精神分析，也就是通过系统化地使用自由联想来解决婴儿冲突，并根据弗洛伊德的原则来处理移情和阻抗现象。同时要在此特别表明，作者经过15年参与精神分析的过程，并于几年前（以最友善的方式）已正式与之分道扬镳；并且，作者发展的自我功能的概念不同于大多数正统精神分析学者的看法，更加接近费德恩（Federn，1952）和他的学生韦斯（Edoardo Weiss，1950）的观点。

致　谢

首先要感谢旧金山的那些同伴，他们在早期对沟通分析的高度兴趣鼓舞了我：R. J. 斯塔雷尔斯（R. J. Starrels）博士，几乎从头开始关注沟通分析的发展；马林·斯坦纳（Marin Steiner）博士则在锡安山医院主办了首次的研讨会；旧金山卫生部的尤金妮娅·普雷斯科特（Eugenia Prescott）女士组织了第一场夜间研讨会。我特别感谢那些邀请我或允许我在其员工做出严格的评论之前先提出自己的想法并在临床实践中展示理论的人：锡安山医院的诺曼·里德（Norman Reider）博士；退伍军人管理局精神卫生诊所的唐纳德·沙斯堪（Donald Shaskan）博士；兰利·波特（Langley Porter）神经精神病学研究所的 M. 罗伯特·哈里斯（M. Robert Harris）博士；以及，阿塔斯卡德罗州立医院的雷金纳德·鲁德（Reginald Rood）博士和维克托·阿尔卡迪（Victor Arcadi）博士。

最充满活力的发展发生在旧金山社会精神病学研讨会上。最令人感动且欣慰的是，有这么多人如此持续地、在数月甚至数年内每周都来参加会议，他们经常长途跋涉，而且在大多数情况下，他们还要牺牲繁忙的计划安排。那些经常提出批评和补充，和那些在其团体或个案中应用结构分析和沟通分析并报告结果的人，对于理论变得更适切都贡献非凡。其中包括：研讨会秘书薇奥拉·利特（Viola Litt）小姐；芭芭拉·罗森菲尔德（Barbara Rosenfeld）小姐，她每周花费很多时间进行沟通分析，并且提出了许多有用的想法；哈罗德·E. 邓特（Harold E. Dent）先生；富兰克林·厄恩斯特

（Franklin Ernst）博士；玛格丽特·福琳斯（Margaret Frings）小姐；戈登·格里特（Gordon Gritter）博士；约翰·瑞安（John Ryan）博士；玛拉·沙普斯（Myra Schapps）夫人；及克劳德·斯坦纳（Claude Steiner）先生。同时我还要感谢那群在蒙特雷半岛精神病学临床会议上，最经常发表或聆听的人（以正式的头衔来表彰这段愉快、非正式且很有启发性的每周经历）：布鲁诺·克洛普弗（Bruno Klopfer）博士，大卫·库普弗（David Kupfer）博士，赫伯特·威森菲尔德（Herbert Wiesenfeld）博士和安妮塔·威金斯（Anita Wiggins）小姐。这个名单可以扩充至包括那些不时参加研讨会的人，通过他们的提问和观察，我们受到激发而进一步地思考。我也很感谢所有邀请我参加各种会议的计划主持人所提供的机会。我对那些愿意在治疗团体中担任观察员的人表示感谢，有了他们，我才可以确定我对所发生事件的看法只是自己的幻想还是某种共识。最重要的是，我要感谢那些向我揭示了他们的人格结构的病人，他们给了我阐述沟通分析原理的机会。

最后，我要感谢那些为这本书的写作提供过最大帮助的人。上百位仔细阅读并提供建议的临床医生；我的妻子，她使我能保持工作的顺畅，她的耐心让我安心在研究中度过许多晚上；艾伦·威廉姆斯（Allen Williams）夫人，她提供了尽责和明智的秘书服务。

加利福尼亚卡梅尔海边

1960 年 4 月

目　录

导　言

从现象学上来看，自我状态可以描述成与某特定对象有关的一套连贯的感觉系统，从操作上来看，则是一组连贯的行为模式。或从实用的层面来说，它是一套能激发出一组相关联的行为模式的感觉系统。彭菲尔德[1]已证明，癫痫病受试者的记忆以其自然的形式保留成为自我状态。透过直接的电流刺激两侧裸露的颞皮质，病人能够唤起这些现象。

"受试者再次感受到那个情境最初在他身上引发的情感，并且他意识到自己现在的解释正如当初经验发生之时的解释一样，不论它是正确或错误。因此，所唤起的回忆并不是确切地经由摄影或录像来重现过去的场景和事件。乃是病人对当时所看、所听、所感觉和所理解的内容的再现。"他更进一步说明，这类记忆唤起是独立的、不连贯的，"没有与其他类似经历相融合"。

彭菲尔德进一步证明，两个不同的自我状态，即彼此独立不相关的两个心理实体，能同时占据意识。在一个以电流刺激来"强迫"重新体验的例子中，病人大声叫着说他听到有人在笑。无论如何，病人本人"是不会对玩笑开怀大笑的，不管是哪类玩笑。然而，他同时意识到了两种同时发生的情况。他的喊叫显示他立即意识到这两种经历的不一致之处——一个是现在的经验，另一个则是从过去被强加到意识中的经验"。这是指，病人意识到自己在手术室并向医生大声喊叫的事实，而在同时，当记忆"被强加到病人的意识中时，在他看来，这就如同当下的经历"。只有等到结束了，他才能把它当作过去的生动记忆。这样的记忆"生动、真实，就如这是30秒前刚发生的经历一般"。在被电流刺激的那一刻，"病人自己既是演员也是观众"。

彭菲尔德、贾斯伯和罗伯茨（Penfield，Jasper & Roberts）[2][3] 强调了重新体验这种完整记忆——也就是再现完整的自我状态——与孤立现象的差别，后者指的是刺激视觉或听觉皮质时或者回忆起语音和单词时发生的现象。他们强调，暂时的记录里包含着重要的心理元素，例如，对体验之意义的理解，以及体验引发的可能情感。然而彭菲尔德本人没有使用"自我状态"一词。

库比（Kubie）在对这些实验的评论中 [1] 指出，受试者既是观察者又是被观察者，他同时使用了旧皮层和新皮层储存的内容。"记忆重现本质上是全面的，涉及的范围远远超过意识上能够重新掌握的程度，近似于病人在催眠中有时所能达到的记忆总量。"过去就像现在一样迫近和生动。唤起的是对特定经验的特定重现。言语的或新皮层的记忆似乎成了一种屏幕的记忆，遮盖了相同经历中的感受或直觉记忆。库比的意思是，这些事件以两种不同方式同时被经历："新皮层的"和"旧皮层的"。值得注意的是科布（Cobb）在同一个讨论会上发表的声明 [4]，他表示"对情绪的研究现在已经是一种被认可的医疗操作，"他认为这与"旧皮质"的生理学有关。

心理学家们都知道，研究心智思想的学生，无论其文凭为何，都可以永久保留完整的自我状态。费德恩 [5] 是第一个从精神病学角度强调的人，后来彭菲尔德在其卓越的神经外科实验中证明了这一点，即心理现实基于完整且不连贯的自我状态。他表示，在引入"自我状态（ego state）"这个词时遇到了阻碍。比起改用现象学的方法，人们倾向继续用正统的概念性术语来思考。

韦斯 [6] 是费德恩的主要传人，他对费德恩的自我心理学做了澄清及系统化。韦斯将自我状态描述为"一个人的心理和身体自我所实际经历的现实，包含该生活期间的内容"。在这方面，费德恩说的是"日常的自我状态"，韦斯则确切地指出了彭菲尔德所证明的：过去各年龄水平的自我状态都保持下来了，隐藏地存在于人格中。以下的事实已经在临床上得到了证实，就是这种自我状态"可以在特殊条件下直接被重新激活；例如在催眠、梦境和精神病中"。他还指出，"两个或更多个独立的自我状态可能难以维持整合，并有意识地同时存在"。费德恩认为，在很多情况下，只有通过抑制整个相关的自我状态，才有可能抑制那些创伤性记忆或冲突。早期的自我状态保持潜伏状态，等待着再次被激活。此外，在谈到自我状态的激活［贯注（cathexis）］时，费德恩说，贯注本身正是人所体验到的自我的感觉。这与构成"自我"的问题有关。

韦斯表示，"成年人身上残留的婴儿自我状态，通常会被保留，任何情况都很容易再次激活。"这是一种"儿童自我"。另一方面，还存在另一种影响，他称之为"精神的存在"（psychic presence）。这是"另一个自我的心理形象"，有时是一个父母人物的形象，它影响这个人的情感和行为。韦斯描述了在不同情况里，(1)剩余的婴儿自我状态，(2)当前的自我状态，或者(3)精神的存在，会分别决定个人表现出的反应。

最近，钱德勒和哈特曼（Chandler & Hartman）[7] 在对 LSD-25 的工作中已证明，古老自我状态的药理学活化反应与通过皮层的电流刺激获得的药理学活化反应，存在惊人的相似性……尽管他们像彭菲尔德一样，没有使用"自我状态"这个术语。他们描述了两种自我状态的相同自我体验，一种指向当前的外部与心理现实，另一种是"重演"（而不仅仅是回忆）了可以追溯到生命第一年的场景中，"带着鲜活的色彩及所有细节，使病人感觉自己又回到了现场，并经历了所有原始强度下的冲击"。

还有其他学者的工作与自我状态有关，但引用其观察结果会使读者将注意力转向这些现象。本书的主题是结构分析和沟通分析，仅基于临床观察和对病人的经验，而将以前已形成的意见搁置。在这种情况下，对完整自我状态的研究便成为心理学和心理治疗的"自然"方法。但是就像费德恩所暗示的，由于大多数治疗师所接受的培训都是以正统的概念性术语来进行思考和工作，因此对自然主义方法的研究并未受到充分发展。在寻求对结构分析和沟通分析的发现提供实证的文献时，作者很高兴发现或重新发现了两位最杰出的老师（彭菲尔德和费德恩）的研究足迹。在后续的文本中，我们将清楚看见这里汇集的摘录是相当中肯的。

— 参 考 文 献 —

[1] Penfield, W. "Memory Mechanisms." *Arch. Neurol. & Psychiat.* 67:178–198, 1952, with discussion by L. S. Kubie et al.

[2] Penfield, W. & Jasper, H. *Epilepsy and the Functional Anatomy of the Human Brain*. Little, Brown & Company, Boston, 1954, Chap. XI.

[3] Penfield, W. & Roberts, L. *Speech and Brain-mechanisms*. Princeton University Press, Princeton, 1959.

[4] Cobb, S. "On the Nature and Locus of Mind." Ref. 1, 172–177.

[5] Federn, P. *Ego Psychology and the Psychoses*. Basic Books, New York, 1952.

[6] Weiss, Edoardo. *Principles of Psychodynamics*. Grune & Stratton, New York, 1950.

[7] Chandler, A. L. & Hartman, M. A. "Lysergic Acid Diethylamide (LSD-25) as a Facilitating Agent in Psychotherapy." *A.M.A. Arch. Gen Psychiat.* 2: 286–299, 1960.

第一章

总　论

基本理论

结构分析和沟通分析提供了来自临床经验的系统化且一致性的人格和社会动力学理论，是行动主义的、理性的治疗形式，容易被绝大多数精神病病人所理解，并自然地适用于他们。

常见的心理治疗大致可以分为两大类：一是涉及建议、保证和其他"家长式（parental）"功能的心理治疗；二是基于面质和解释的一些"理性"取向，例如非指导性治疗法和精神分析。"家长式"治疗取向的缺点是，会过度地忽视或强调病人的早期幻想，因此从长远来看，治疗师常常会对治疗进展失去控制，而且会对病人的最终结果感到惊讶或失望。理性的治疗取向旨在从内部建立控制，而通常使用的方法可能会花费很长时间，同时，不仅病人，甚至他的亲友都会暴露在他不明智行为的后果中。如果病人有年幼的孩子，那么这种久拖不愈可能会对后代的性格发展产生决定性的影响。

结构-沟通取向有助于克服这些困难。由于它倾向于快速增强病人的耐受力和对焦虑的控制，并减少行为失控，因此，它有"家长式"治疗取向的许多优点。而且，由于治疗师也同样充分了解病人人格中存留的古老成分，因此它一点也没有减损理性治疗取向的价值。在传统治疗方法难以有效处置的一些案例中，结构-沟通取向已被证明是非常有价值的做法。这种情况包括多种类型的精神病人；潜伏性的、缓解的、边缘性的精神分裂症病人和躁郁症病人；智力障碍的成人。

从教育的角度来看，相较于大多数的其他临床方法，结构分析和沟通分析更容易被有效地教导。这些原理可以在十个星期之内就被掌握，而在一年的督导之下，资质合格的临床医生或研究人员就能够非常熟悉这些理论和实操了。接受正规精神分析训练的受训者，至少在最初的时候，可能会产生对结构分析原理的强烈抗拒，除非受训者对自我心理学特别感兴趣。

该系统中的自我评价不会遇到像自我精神分析中遇到的那种困难，使治疗师相对容易地从自己的反应中发现并控制那些古老的或带有偏见的成分。

程序

在个人和团体治疗工作中，这种方法乃是按着阶段进行的，是明确定义而且至少是鱼贯而入的，如此一来，治疗师及病人在任何时刻都能适切地指出治疗进度，也就是说，他们可以指出到目前为止已经达成了什么，接下来要做的是什么。

结构分析必须在沟通分析之前进行，它是关于自我状态的分离和分析。这个程序的目的是建立自我状态的现实检验优势，以避免它们受到古老及外来成分的污染。完成这部分之后，可以开始与病人进行沟通分析，首先分析简单的沟通，然后分析那些僵化固着的沟通序列，最后分析那些长的复杂互动，这些通常基于复杂详细的想象，并涉及几个人。关于最后这种情况的一个例子是，一个再次嫁给酒鬼的女人心中的拯救幻想。这个阶段的目标是社会控制，控制病人想要以破坏或浪费的方式操纵他人的倾向，以及控制病人在没有洞察或没有选择的时候对他人的操纵做出反应的倾向。

在这些治疗性操作的过程中，那些创伤性固着的古老自我状态已经被隔离，但尚未被解决。当该程序结束时，由于现实检验的优势，此时个人处于特别有利的位置，试图解决古老的冲突和扭曲。经验显示，后续的这部分治疗对于本方法的治疗成功不是必要的，而是否进行后续治疗的决定则成为临床判断和情境是否适切的一个问题。

语言

虽然理论解说稍为复杂，但结构分析和沟通分析的应用只需要用到以下这六个深奥的词汇。外在精神（exteropsyche）、现今精神（neopsyche）和古老精神（archaecpsyche）* 此三者是指精神的器官，在现象学上的表现则为外在精神的（如身份识别的）、现今精神的（如数据处理的）和古老精神的（如退行的）自我状态。这些类型的自我状态，以通俗的方式可分别称为父母自我（Parent，P）** 、成人自我（Adult，A）和儿童自我（Child，C）。这三个实体的名称便是结构分析的术语。至于从器官到现象再到实体，其间涉及的方法论问题则和实务应用没有关系。

某些社交往来的重复互动包含了防御和取悦功能。这种社交互动俗称消遣（pastime）和心理游戏（game）。其中一些容易同时产生初级和次级获益的互动是很常见的，例如，无论父母亲是在哪里参加聚会或参加团体，"家长会"（Parent Teacher Association, PTA）的心理游戏在美国都是司空见惯的。更复杂的操作则是以一个全面且无意识的生活计划为基础，这个计划被称为脚本（script），仿佛是戏剧的剧本，而这些剧本是从内心戏剧直观衍生的。"消遣""心理游戏"和"脚本"三个术语组成了沟通分析的词汇。

本书会证明，父母自我、成人自我和儿童自我不是超我、自我和本我之类的抽象概念，也不是荣格理论的构念，而是现象学上的现实；而消遣、心理游戏和脚本也不是抽象的，而是可操作的社交实体。一旦能掌握这六个

---

* 这三个词也作外在心灵、新心灵和古老心灵的译法。首先，我认为精神一词更能体现伯恩对这一结构之"实体性"的理解，故保留。其次，对于"neo-"这个前缀，我觉得"新"或"现今"译法都可，但"现今"更强调现在的意思，因而也保留了。——译者注

** 在此，英文Parent乃指Parent ego state，即父母自我状态，并以英文首字母大写的形式表示，中文则用父母自我表示，以免和单纯的父母一词混淆，下文的成人自我及儿童自我亦同。——译者注

术语的心理、社会和临床意义，沟通分析师——无论是医生、心理学家、社会科学家还是社会工作师，都可以根据自己的机会和资质，将其作为治疗、研究或案例工作的工具。

― 注　记 ―

由于所有经验丰富的治疗师都是弹性灵活的，因而对心理疗法进行严格分类是不可能的。将其区分为"家长式"和"理性"类型，主要参照的是贾尔斯·W. 托马斯（Giles W. Thomas）[1] 在1943年提出的架构，他的分类基于梅里尔·摩尔（Merrill Moore，1943）的做法。K. E. 阿佩尔（K. E. Appel）[2] 将心理治疗分为："症状或指导心理学取向"，包括催眠、建议、道义劝说（dubois）、说服（dejerine）、权威、指示和意志；"涉及人格重组的取向"，其中包括心理生物学（A. Meyer）、"人格研究"、精神分析及其相关方法，以及"动力成长"治疗法，如今将加上非指导性治疗法（C. Rogers）。这两个划分方法大致对应于"家长式"和"理性"取向。第三类特殊的类别是儿童游戏治疗。有时这可能既不是家长式的也不是理性的，而是"儿童式的"。

通过以下事实可以说明本系统可被清楚教导（或有学习性）：沟通分析的学习者目前正在将它应用在各种情况中的一般个案及精神病患身上，以及各种特殊类别的个人和团体治疗中，这些将在下面的描述及文字中说明。（最近，有精神科护士、假释和缓刑官员、神职人员以及陆军海军人员正在使用这套理论。）

关于自我分析，有句警语是"自我分析的问题就是反移情"。（有至少半打精神科医生都会谦虚地承认，这就是他个人的警语。）而这个困难通过结构分析的程序可以相当有效地解决。

至于词汇的来源，在欣斯（Hinse）和沙特兹基（Shatzky）的《精神病学词典》[3] 中发现了"现今精神"和"古老精神"等用语。而"旧皮层"和"新皮层"则是神经学里公认的术语。[4]

— 参 考 文 献 —

［1］ Thomas, G, W. "Group Psychotherapy: A Review of the Recent Literature." *Psychosom. Med. 5*: 166–180, 1943.

［2］ Appel, K. E. "Psychiatric Therapy." In *Personality and the Behavior Disorders*. (Ed. by J. M. Hunt) Ronald Press Company, New York, 1944, pp. 1107–1163.

［3］ Hinsie, L, E. & Shatzky, J. *Psychiatric Dictionary*. Oxford University Press, New York, 1940.

［4］ Tilney, F. & Riley, H. A. *The Form and Functions of the Central Nervous System*. Paul B. Hoeber, New York, 1928.

第一部分

个人精神病学和结构分析

第二章

人 格 结 构

普里默斯太太是一位年轻的家庭主妇，由她的家庭医生转诊来进行诊断访谈。她紧张地坐在椅子上有一两分钟，垂头丧气的，不一会儿开始大笑。之后又停止了笑声。她偷偷地看了一下医生，又再次避开眼睛，然后又开始笑了。就这样重复了三四次。突然她停止了傻笑，直直地坐在椅子上，摆平裙子，向右转头。在观察到这个新样子一会儿后，精神科医生问她是否听到了什么声音。她没有回头但点了点头，继续听着。精神科医生再次打断她，问她几岁。他刻意使用的语气成功吸引了她的注意。她转过脸面对他，认真地回答了他的问题。

接下来，她简单扼要地回答了一些相关的问题。精神科医生很快得到了足够的信息，可以对病人做出急性精神分裂症的初步诊断，并且这些信息使医生能够将其早期背景中的一些促发因素和一些大致的特征拼凑起来。之后，医生暂时没有再问其他问题，而病人很快又陷入先前的状态，她反复地轻轻发出像傻笑的声音，暗暗地打量，以及像一开始时那样关注幻觉，直到医生问她，这些是谁的声音以及在说什么。

她回答说，这似乎是一个男人的声音，他用很脏的话骂她，这是她以前从未听过的话。然后话题转向她的家人。她形容她的父亲是一个好人，是一个体贴的丈夫，一个很有爱心的家长，在社区中也广受好评，等等。但是她很快就提到他喝酒喝得很厉害，然后又有不同的样子出现了。他很爱骂人。医生问她是否经常听到这些脏话。突然，病人发现她听见他使用了一些词汇，这些词汇与她幻听时听到的词汇一样。

这位病人显然表现出了三种不同的自我状态。这些自我状态可以从她的姿势、态度、面部表情和其他身体特征的差异辨识出来。第一个特点是羞涩的傻笑，令人觉得她像某个年纪的小女孩；第二个是她像一个几乎要陷入性丑闻的不安的女学生；第三个，她能够以她这样的成年女性的样子来回答问题，并且证明在这种状态下，她的理解、记忆和逻辑思维能力是正常运作的。

前两个自我状态都具有过时的、古老的特质，它们与她曾经历过的某个阶段有关，所以并不适合眼前为了解直接现实的访谈。当她在第三个自我状态里时，她在整合及处理有关当前情况的信息和看法方面表现出了很好的技巧：可以轻易将此理解为"成人"功能，这是一个婴儿或一个性骚动的女学生无法做到的。精神科医生商业化的语调引发了病人"振作自己"的过程，这代表了她从古老的自我状态转换到成人自我状态的变化。

"自我状态"这个词只是用来表示自然状态下的心理状态及相关的行为模式，并且要在一开始就避免使用"本能""文化""超我""阿尼玛斯（animus）""逼真的（eidetic）"等术语。结构分析仅假设可以对这种自我状态进行分类和澄清，对于精神病病人而言，这种程序"是好的"。

在寻找分类框架时，人们发现临床材料指出了这样的假设，即童年的自我状态在成年人中像是遗留物一般保存着，并且在某些情况下可以被再次呈现。正如在"导言"中已提出的那样，这种现象屡次被报告出现在梦境、催眠、精神病、毒性药物作用以及对颞皮质的直接电刺激中。但是仔细的观察使这个假设又前进一步，认为这种遗留物在正常清醒的状态下，也可以展现自发的活动。

实际发生的情况是，病人可以被观察或者他们可以观察自己从一种心态和一种行为方式转变为另一种行为方式。通常，有一种自我状态，其特征是进行了相当适切的现实测试和理性估算（次级过程），而另一种状态的特征则是自闭式思维和古老的恐惧与期望（初级过程）。前者具有负责任的成年人正常运作的素质，而后者则类似不同年龄的年幼孩子们开始和世界打交道的方式。这引发了存在两个心理器官的假设，一个是现今精神器官，一个是古老精神器官。将这两个器官在现象学及操作上的表现，分别称为成人自我和儿童自我似乎是适当的，并且对于所有相关个人来说都是可以接受的。

普里默斯太太的儿童自我以两种不同的形式出现。当不存在分散注意力的刺激时，占主导地位的是那个"坏"（性感的）女孩。在这种状态下，很难想象普里默斯太太要承担一个性成熟女人的责任。她的举止与女童的举止非常相似，以至于这种自我状态可以被归类为古老的状态。在某个片刻，一个仿佛来自她自己之外的声音使她瞬间长大，她变成了一个"好"（规矩的）女孩的自我状态。依照先前的标准，这种状态也归类为古老的状态。两种自我状态之间的区别是，"坏"女孩沉迷于或多或少不受自我意识控制的自我表达，做自然会去做的事，而"好"女孩则是让自己去适应曾经被惩罚的事实。自然状态和适应状态都是古老精神器官的表现，因此是普里默斯太太的儿童自我的不同部分。

治疗师的干预使病人切换到另一个系统。随着负责任的家庭主妇的成人自我状态被重新激活，不仅普里默斯太太的行为、反应能力、现实检验力和思维方式，乃至她的姿势、面部表情、声音和肌肉张力也呈现出更加熟悉一致的模式。在访谈过程中反复发生的这种转变，也使她的精神病出现短暂的缓解，这意味着可以把精神病描述为一种精神能量的转变，或者用普遍接受的词"贯注"，从成人系统转变为儿童系统。这也暗示可以把缓解描述为这种转变的逆转。

对于任何受过良好训练的观察者来说，这些幻听及那些让病人觉得很陌生的淫词秽语对病人行为的影响都是显而易见的。接下来只要确认这个印象的正确性，这也是将讨论转到病人家庭的原因。不出所料，那声音用的正是她父亲的语言，这让她很惊讶。这种声音属于外在精神的或者说是父母系统的。这不是"她的超我的声音"，而是真实人物的声音。这点肯定了父母自我、成人自我和儿童自我代表的是现在存在的或曾经存在的人、是具有合法名字和公民身份的真实人的观点。在普里默斯太太的例子里，父母自我并没有以完整的自我状态呈现出来，而只是以幻觉呈现。访谈开始的阶段，最好先专注于成人自我和儿童自我的诊断和区分，在临床工作中，可以适当地推迟对父母自我的了解。父母自我的表现可以用另外两个例子来说明。

塞贡多先生讲了以下故事，这最先引发了结构分析观念的形成。

一个8岁的男孩穿着牛仔服在一个牧场里度假，他帮那名雇工为马解开马鞍。完成之后雇工说："谢谢你，牛仔!"他的小助手回答："我不是牛仔。我只是一个小男孩。"

接着病人说："这就是我的感觉。我不是律师，我只是一个小男孩。"塞贡多先生是一位成功的、声誉良好的法庭律师，他很体面地照养家庭，从事有益的社区工作，并在社会上很受欢迎。但是在治疗中，他确实经常出现小男孩的态度。有时，他会在会谈的一个小时内问："你是在跟律师还是在和小男孩说话?"当他离开办公室或法庭时，他非常容易由这个小男孩接管主导的位置。他会退居到离家很远的山区里的小屋中，在那里存放了威士忌、吗啡、淫荡的图片和枪支。在那儿，他会沉迷于童稚的幻想，他小时候的幻想，以及通常被说为"幼稚"的性活动。

渐渐的，塞贡多先生明白了什么是他的成人自我，什么是他的儿童自我（因为有时候他确实是律师，并不总是一个小男孩），在那之后，塞贡多先生把他的父母自我带了进来。也就是说，在将他的活动和感情划分进了前两类之后，还剩下某些状态不适合放入这两种类别之中。这些状态具有一些特殊的性质，让人觉得像是他眼中他父母亲的样子。这就需要建立第三个类别，经过进一步检试，这个新类别在临床上是很有效的。这些自我状态缺乏成人自我和儿童自我那自主的特性。他们似乎是从外在引入的，而且有一种模仿的味道。

具体来说，他在处理金钱上有三个明显不同的样子。那个小孩子对金钱很吝啬，并以吝啬的方式确保每一分钱的财产。在这种自我状态下，尽管冒着使身份受损的风险，他还是会像小时候一样，从杂货店里偷个口香糖和其他小东西。成人自我则带着银行家的机灵、远见卓识和成功手段来处理大笔款项，并且愿意用钱来赚钱。但是他的另一面却幻想着为了社区的利益，把一切都捐献了。他出身自虔诚的慈善人家，实际上他和父亲一样，会仁慈大方地向慈善机构捐款。随着乐善好施的光芒消退，儿童自我就出来接管了，于是对自己的那些受益人充满怨恨，然后是成人自我出现并对此感到困惑，想知道为什么会出于这种感性的原因而让自己冒险负担债务。

在实务工作中，结构分析最困难的一个部分，是让病人（或学生）看到儿童自我、成人自我和父母自我不是顽皮的想法或有趣的新词，而是基于实际情况的真实现象。塞贡多先生的案子清楚地表明了这一点。偷口香糖的人不是为了方便起见而被称为"儿童"，或者不是因为孩子经常偷东西，而是因为他本人孩子气地以开心的态度和相同的技术偷了口香糖。成人自我被称为成人自我，不是因为他扮演成年人的角色，模仿大个子的举止，而是因为他在法律和财务运作中表现出了非常有效的现实检验。父母自我之所以称为父母自我，不是因为慈善家传统上是"像父亲一般"或"像母亲一般"，而是因为他实际上在慈善活动中模仿了自己父亲的行为和心态。

在特洛伊先生的例子中，特洛伊是一个得到补助的精神分裂症病人，他在海上战役中因精神崩溃而接受了电击治疗，他的父母自我非常牢固，成人自我和儿童自我则很少露面。实际上，起初他无法理解儿童自我的概念。在他大多数的关系中，他一贯保持批判的态度。其他人若有儿童式的行为表现，例如天真、迷人、热情或吵闹，特别容易刺激他表现出轻蔑、斥责或驱赶。在他参加的治疗团体中，他因为"杀死那些小浑蛋"的态度而恶名昭彰。他对自己也同样严厉。以团体的俚语来说，他的目标似乎是"防止自己的儿童自我从衣柜里伸出头来"。在接受电击治疗的病人中，这是一种普遍的态度。他们似乎（可能每晚）将被殴打的事归咎于儿童自我；父母自我得到大量的能量贯注，通常是在成人自我的帮助下发生，从而严重压制大部分的儿童式的表现。

特洛伊先生的不讨喜态度有些有趣的例外。在异性恋和酗酒的事情上，他表现得不像暴君，倒像是一个仁慈又有智慧的父亲，他根据自己的经验自由地给全镇所有年轻男女提供各种建议。然而，他的建议是有偏见的，而且多是陈腐的成见，但即使他的意见反复被证明是错误的，他仍然无法纠正过来。毫无意外，我们发现，特洛伊小时候会因为偶尔表现出天真、迷人、喧闹或轻浮而被父亲嘲笑或殴打，并以性和酗酒的故事为乐。因此他的父母自我状态受到保护被固着下来，在细节上重现了父亲当时的态度。这个固着的父母自我使成人自我或儿童自我没有任何活动的余地，除非是在他父亲熟练或自我放纵的领域上。

观察这种固着的人格是有益的。在特洛伊先生这样的人身上看到的恒常的父母自我，在无趣、客观的科学家身上看到的恒常的成人自我，以及恒常的儿童自我［"鄙人我 (Little Old Me)"*］，经常很好地说明了这三种自我状态的表面特征。一些专业人士的谋生之道，乃是通过在公开场合表现某个恒常的自我状态：神职人员，父母自我；诊断医生，成人自我；还有小丑，儿童自我。[①]

到目前为止提出的案例都证明了结构分析的理论基础，包括三个务实的绝对原则（pragmatic absolutes）和三个一般的假设。所谓"务实的绝对原则"是指迄今为止尚未发现例外的条件。

1. 每个成年人都曾经是一个孩子。

2. 每个具有足够大脑功能的人，都可能进行足够的现实检验。

3. 存活下来至进入成年生活的每个人，都拥有有功能的父母或者有父母亲功能的人。

---

* 也有"可怜的我"的译法，但我认为"鄙人我"带有一种自嘲的意味，与"可怜的我"企图引起同情的心理动力相比，"鄙人我"更贴切一些。——译者注

① 本书中的病历呈现是分散零碎的。同一个病例的不同方面经常被引用来说明某些要点。

相应的假设是：

1. 童年时期的遗留物作为完整的自我状态存留到以后的生活。（古老精神的遗留物）

2. 现实检验是不同自我状态都有的功能，而不是单独存在的"能力"。（现今精神的功能）

3. 如所感知的那样，人格可能会被某个外部个体的完整自我状态所接管。（外在精神的功能）

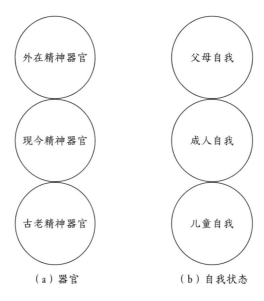

（a）器官　　　　　　　（b）自我状态

图2.1

总之，如图2.1的（a）所示，人格的结构包括三个精神器官：外在精神器官、现今精神器官及古老精神器官。这些在现象学上和操作上分别表现为三种类型的自我状态，分别称为父母自我、成人自我和儿童自我，如图2.1的（b）所示。

— 注　记 —

弗洛伊德的《精神分析纲要》(*An Outline of Psychoanalysis*)对"初级过程""次级过程"和"现实检验"等精神分析术语做了最简洁的阐明。[1] 至于幻觉与古老的心理内容,特别是与"原始图像(primal image)"的关系,本书作者在其他地方已经讨论过。[2]

关于普里默斯太太和塞贡多先生的案例,先前已经报告过。[3] 我最近的执业中有几位律师,为防止查验身份的企图,在此特别强调,塞贡多先生不在此列。在现实生活中,他在距我办公室约5000千米的另一个行业中安全地隐姓埋名。

— 参 考 文 献 —

[1] Freud, S. *An Outline of Psychoanalysis*. W. W. Norton & Company, New York, 1949.

[2] Berne, E. "Primal Images and Primal Judgment." *Psychiat. Quart.* 29:634–658, 1955.

[3] Berne, E. "Ego Sates in Psychotherapy." *Amer. J, Psychother.* 11:293–309, 1957.

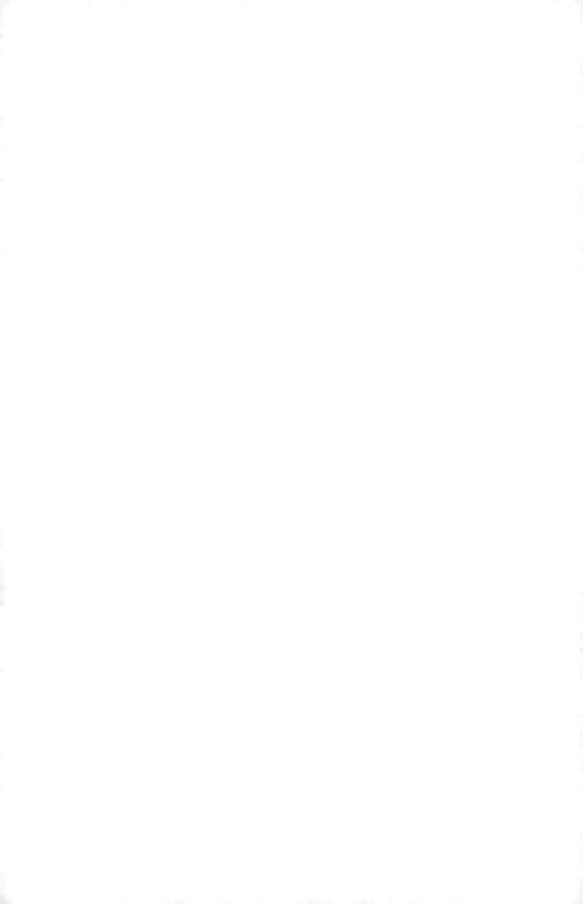

第三章

人 格 功 能

对刺激的反应

正如大脑和身体的各个器官对刺激的反应不同，人格的不同系统也是如此。外在精神器官以一种模仿的方式来进行批判，试图执行一套借用来的标准。现今精神器官主要的关切是将所得到的各种刺激转化成为信息，并根据以往的经验来处理和整理这些信息。古老精神器官则倾向于根据尚未有逻辑性的思维和尚未分化的或扭曲的感知，做出比较突然的反应。实际上，上述的每个部分都因为各自不同的功能而对环境有不同的知觉，因此会针对不同的刺激组来做出反应。一个简单但足以说明这一问题的例子是对一则引发关注的贪污新闻的反应。对少数人而言，这个消息引起了父母自我的道德批判的反应。对更多的人而言，这一事件引起了成人自我对如何处理贪污事件的关注。最常见的反应可能是天真、像儿童一样幼稚地想着——尽管通常不表达出来："这样做很有趣。"用沟通分析的语言来看，挑剔的父母自我玩着"瑕疵"的心理游戏，成人自我玩着"会计"的心理游戏，而儿童自我则想玩"警察和强盗"的心理游戏。

这三个部分也会彼此互动。父母自我可能会因儿童自我的幻想而变得激动（如苦恼），并且儿童自我对来自父母自我的抑制性刺激特别敏感。这种关系通常是个人经历过的原始亲子关系的复制品。

贯注的流动

22岁的家庭主妇塔达太太，在她的第二个孩子出生后因为严重的焦躁状态被转诊来治疗。在治疗期间，她最频繁的操作（operations）是强制性唠叨。例如，她会一次又一次地问治疗师，如果女佣离开了她该如何是好，或者她是否该来看医生。虽然可能很快地可以向她指出，表面上她提出的问题代表了成人自我对信息的渴望，但从另一个层面上来看，却是她的儿童自我要以某种方式操纵治疗师的企图。病人的回应是对母亲养育她的方式表示不满。她举了一些例子，说明她如何乞求母亲替她做她自己本可以做的事情。她觉得她的母亲不应该屈服。

当这个问题在治疗的一小时内得到解决时，病人的举止逐渐改变。她坐挺起来，表情放松，声音变得更肯定，她没有抱怨和唠叨，而是善于交际、开朗和交流顺畅的：就如她所说的先前的样子。但是，当她在一小时结束被护送到门口时，她又回到了以前的状态，开始再次发牢骚。然后突然间她振作了一下，开心地笑着说："我又犯老毛病了！"

自我状态的这种变化在健康的人和病人身上都很容易观察到，并且可以使用"贯注"来解释，也就是精神能量的概念，其原理是：在某个特定的时刻以某种方式被贯注了的某个自我状态，将拥有人格的主导权。在此只先简单介绍一下"贯注的流动"。例如，关于塔达太太的状况可以这样解释，她带着那个受到高度贯注的儿童自我进来；（在治疗中）贯注的能量逐渐从儿童自我流到她的成人自我，直到成人自我接管了人格的主导权为止；当她要离开时，贯注又被拉回到儿童自我，当她"振作自己"时，则是贯注突然流回到了成人自我。普里默斯太太的行为与态度的循环也可以用类似的方式解释。

自我的界限

当我们在上文中说到贯注从儿童自我流向成人自我或者反过来时，这个概念或隐喻意味着两个自我状态之间存在某种界限。尽管这种暗示可以从神经学的角度来考虑，但在生理学上尚无法进行验证，因此在这里我们将专注于心理现象的探究。

在精神病之前的状态以及治疗期间的缓解阶段，塔达太太意识到某些自我失调（ego dystonic）的强迫思想、恐惧症和强迫行为。在这种时候，她通常认为自己对清洁的强迫思想、对污垢的恐惧以及对自己连续洗几次手的强迫行为不属于她的"真实自我"。通过这种思维，她的思想被分为两个系统。"真实自我（real self）"和"非真实自我"。"真实自我"能够对污垢和清洁度进行现实检验；"非真实自我"则无法做到。"真实自我"了解卫生知识（尤其因为塔达太太的先生是一名公共卫生工作者），婴儿则无法欣赏卫生的重要，"非真实自我"以一种神奇的思维方式引导，这种方式具有某个特定发育阶段的婴儿的特征。因此"真实自我"的特征是成人自我，而"非真实自我"的特征是儿童自我。

塔达太太对人格两个不同部分的看法，暗示着在这两者之间存在界限，因为在她看来，某些形式的行为和感觉属于某一个系统，她认为这是她的真实自我，而其他形式则属于一个不在这个系统之内的另外的系统。这类报告的重复出现证明了如下的假设，就是每个自我状态都是一种实体，该实体在某种程度上与其余的心理内容有所区别，包括许多年前或几刻钟前的存在，或者是同时活跃的其他自我状态。对这个状况的描述，最方便也可能是最准确的方法，就是认为每个自我状态都有一个界限，将本身与其他的自我状态区分开。因此，可以用一组圆圈的方式来表达人格结构，如图2.1（b）中的三个圆。

"真实自我"的问题

当有人说塔达太太的洗手是自我失调的现象时，乃是指成人自我的失调。然而，当她处于明显的精神病状态下，她的"真实自我"是儿童自我时，洗手就是自我和谐的（ego syntonic），也就是说，在这个时候，她接受了她对这种行为牵强的合理化，这是可以预料的，因为合理化本身就是从儿童自我而来。当她处于神经症状态下，成人自我会听到这些合理化的意见，但成人自我不同意；而当她处于精神病状态下，这些合理化的意见则是被设计它们的同一个自我状态所听见。换句话说，她的洗手行为是成人自我的失调，却是儿童自我的和谐，因此，在任何时刻，她觉知自己是失调或和谐，乃取决于当时的"真实自我"是哪个自我。

那么，现在的问题就是如何确定"真实自我"了。显然，这并不是依人格的主导权决定，因为当她止不住地洗手或不断找污渍时，她不是在精神病状态下，这时即便她的儿童自我拥有人格主导权，但仍然体验到"真实自我"是成人自我。

对于上述情况的临床理解，可以用贯注的三种假设状态来获得。绑定的（bound）、未绑定的和自由的。可以用树上的猴子作一个物理性的类比。如果猴子留在树上保持不动，那么高高的位子只为它提供了势能。如果它跌下来，则它的势能将转化为动能。但是因为它是活的，所以它可以跳跃，此刻就必须考虑第三部分，即肌肉能量，来了解它是如何跳落及跳落在何处的。可以这么说，当它不动时，它身上的能量绑定在它的高度上。当它跌下时，这个能量是未绑定的；而当它跳跃时，它通过自由选择增加了第三部分（肌肉能量）。动态能量和肌肉能量一起可以称为活跃的能量。绑定的贯注对应于势能，未绑定的贯注则对应于动能，而自由的贯注就对应于肌肉能量。未绑定的贯注和自由的贯注一起可以称为活跃的贯注。

在大多数情况下，自我的界限被认为是半渗透的。绑定的贯注和非绑定的贯注比较无法渗透界限，而自由的贯注则相对容易地从一种自我状态传到另一种自我状态。

这些心理状况可以总结如下：(1)由自由的贯注所主导的自我状态，被认为是真实自我；或如费德恩[1]所说："个体所经验到的自我感觉，就是那个贯注本身。"(2)在某个特定时刻，当某个自我状态的未绑定贯注与自由贯注总和最大时，它将接管并拥有主导权。这两个原则都能由塔达太太的三种不同临床状态的例子来说明。

1. 在健康的状态下，她的"旧真实自我"，就是儿童自我只拥有绑定的贯注，因此是潜伏的，而成人自我则因为自由贯注的充满，而被觉知为她的"真实自我"。成人自我也具有主导权，因为它拥有最多活跃的贯注（未绑定的加上自由的）。

2. 在她神经症的洗手状态下，成人自我仍残留有自由的贯注，而儿童自我则拥有未绑定的贯注。这个未绑定的贯注在数量上超越成人自我的活跃的贯注。因此儿童自我取得了主导权，而成人自我仍然被觉知为她的"真实自我"。

3. 在她精神病的状态下，儿童自我拥有未绑定的贯注，以及从成人自我释放出的自由贯注。这使得成人自我的活跃贯注相对减少了。因此，儿童自我就不只拥有了主导权，且被觉知为她的"真实自我"。

自我状态的转换

在这样一个系统中，自我状态的转换取决于三个因素：作用在每个状态上的力量；自我状态之间界限的渗透性；以及每个自我状态的贯注能力（cathectic capacity）。

这三者间的平衡决定了病人的临床状况，也指示了治疗的程序（或恶化的程序）。在塔达太太的例子里，治疗计划是一个接一个地处理这些因素。

首先，治疗师试图通过强调现实检验来激活成人自我，就像普里默斯太太一样。假设现今精神器官作为一个新系统是完好无损的，那么问题是要增加其活跃的贯注（即非绑定的加上自由的）。情感转移和社交互动性在这个调整中发挥了作用。其次，他试图澄清和加强成人自我与儿童自我之间的界限，以"捉住"成人自我增加的这些贯注。最后，他试图通过解决婴儿期的冲突，来绝对地和相对地提高儿童自我的贯注能力，使儿童自我不太会在不适当的时候以不健康的方式活跃起来。实际使用的技术与现在的讨论无关，此处的重点在说明研究影响自我状态转换之因素的重要性。病人本身通常会直观地发现所涉及的原理，稍后将会讨论这部分。

在这里，需要先澄清两个经常造成困扰的差异点。父母自我可以作为一个活跃的自我状态或是一种影响而发挥作用。在特洛伊先生的例子里，父母自我同时是主导者和真实自我，并且扮演活跃的自我状态的功能。这表示他的举止像父亲。另一方面，当普里默斯太太拉下裙子时，她活跃的自我状态是一个顺从的儿童自我，此时她的父母自我以幻觉的声音形式，发挥的是影响的作用。她的举止并不是像父亲，而是像父亲所希望的那样。因此，无论何时谈到父母自我，都必须分辨指的是活跃的自我状态还是父母式的影响。

父母式影响决定了在某个片刻活跃的是哪个儿童自我，是适应的儿童自我还是自然的儿童自我。适应的儿童自我（adapted Child）是处于父母式影响下的古老自我状态，而自然的儿童自我（natural Child）是没有这种影响或试图摆脱这种影响的古老自我状态。例如，听话的孩子和发脾气的孩子的区别就是如此。同样的，在提到儿童自我时，应要表明所指的是哪个部分。

── 注　记 ──

弗洛伊德关于"精神能量"和"贯注"的论述是他最晦涩的理论。译者们可能也会为此感到痛苦。[2] 科尔比（Colby）[3] 曾试图解决其中一些问题。最简单的方式是以感激的态度来接受贯注这个概念，并尝试把它和自己的观察关联起来。

—— 参 考 文 献 ——

[1] Weiss, Edoardo. *Loc. cit.*, p. 37.

[2] e.g., Freud, S. *An Outline of Psychoanalysis, Loc. cit.*, p. 44 f.

[3] Colby, K. M. *Energy and Structure in Psychoanalysis*. Ronald Press, New York, 1956.

第四章

精神病理学

结构分析可以为精神疾病提供系统化的普通病理学。病理学关心的是生物体对损伤的反应。对特定的疾病实体和特定的防御机制的研究属于特殊病理学的领域。目前我们所关注的，是有关整个精神组织的一般性反应，或者是主要干扰所导致的共同反应。

结构病理学研究精神结构的异常现象，其中最常见的是排除（exclusion）和污染（contamination）。功能病理学涉及贯注的稳定性，及自我状态界限的渗透性。

排除

排除的现象由刻板和老套的态度表现出来，这些是在面对各类险恶的处境时，顽强地长期保持下来的态度。恒定的父母自我、成人自我或儿童自我的产生，主要是由另外两个部分的防御性排除所导致。次级的沟通获益往往会增强这种排除。

排除性的父母自我是典型"代偿性"精神分裂症的样子，在这些情况中，排除是抵抗混淆的古老精神活动的主要防御方式。由于排除的目的就是控制和否认儿童自我的存在，因此这类病人非常难以发现自己的儿童自我的存在。特洛伊先生从海军医院出院后，在团体治疗的6年中证明了这种排除的固着性。先前已经描述过他那高度贯注的父母自我的结构。其成人自我和儿童自我只有在最有利的情况下才能展现出来。

每当一切程序变得熟悉又平淡时，特洛伊先生的父母自我便会放松下来，成人自我才可以蹑手蹑脚地出现一下。然后，他可以直截了当地讨论天气、新闻、时事和他的个人逸事。他举止宜人，但也陈腐无趣[1]。这些无关紧要的话包括：对他来说这就够暖和了；黑人是好人，但你必须盯着他们；没有人从上次战争中学到任何教训；每次一洗车就会遇到下雨。有时，就像只能发出回声的精灵一样，在这种成人自我状态下，他除了能坚定地回复另一个人的最后一句话之外，几乎无能为力：他只会说"必须盯着他们""上次战争""下雨"。可是一旦发生争论，那个贯注很弱的成人自我就会在重新贯注的、强烈教条主义的父母自我的面前萎缩退下。

另一方面，在治疗师讲话时，他以沉默的顺从和极为敬畏的姿态回应。这是在严谨的父母自我的监督下，行为举止非常得体的适应型儿童自我。但是，如果治疗师用蛮横的态度来威胁父母自我的霸权，如同对付任何幼稚的行为（像是吵闹，而非有性意味的），那个儿童自我将迅速被排除在互动过程之外，而父母自我将立刻接管，毫不犹豫地宰了那个小浑蛋。他的治疗团体都非常确信，特洛伊先生的父母自我确实曾经试图将特洛伊的儿童自我从山崖上摔下去，除非那是被激怒的儿童自我的反向操作。

在上述这些情况中，特洛伊显示了在"代偿"的状态下他那贯注很微弱的（未绑定的）成人自我和儿童自我，和具有压倒性优势的父母自我的样子。图4.1（a）呈现了这样的人格，图4.1（a）是在适当的治疗阶段出于特洛伊

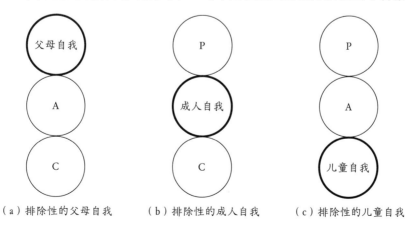

（a）排除性的父母自我　　　（b）排除性的成人自我　　　（c）排除性的儿童自我

图4.1

先生的利益而画在黑板上的，大约在他开始按性别将实际的孩子们区分为"他"或"她"，而非仍不加以区分地在他的环境中将婴儿都视为"它"的时候。

昆特博士的人格则显示了另一种结构。作为一名社会科学家，他在实验设计和计算机方面是最擅长的。一方面，他缺乏健康的小孩所特有的魅力、自发性和趣味性；另一方面，他无法像健康的父母那样坚定信念或表达愤慨。零假设是他最喜欢的研究设置；在聚会上，他无法享受欢乐，在有需要的时候，他不能为他的妻子或学生提供如父亲般的启发和保护。由于其拥有排除性的成人自我，他几乎只担任一个计划者、信息收集者和数据处理者的角色，因此他是此类事务上的优秀人士，获得了良好声誉。这个成人自我是他的"真实自我"，他认真地致力于将数据处理作为一种生活方式。

因此，几乎在所有情况下，他都设法使自己的儿童自我和父母自我处于智性化的严厉控制之下。不幸的是，排除的现象却在他的性活动方面失败了，因为那个被排除的层面充满了未绑定的贯注，以至于成人自我失去了控制。结果是"他"（即成人自我，此时仍是他的"真实自我"）在稍后被激活的儿童自我与父母自我之间的争斗搞得混乱而无助。这就显示了排除的防御性功能。正如他发现自己所付出的代价一样，若对儿童自我有一点点放松，就会以冲动的行动了结，而若对父母式态度有任何宽容，最终将导致自责和沮丧。昆特博士的人格结构如图4.1（b）所示。

排除性的儿童自我，如图4.1（c）所示，在社会上最容易看到的，是自恋型冲动人格的人（例如某些类型的"高级"妓女），以及临床上某些类型的活跃精神分裂症，无论是理性的（成人自我）还是批判性的或哺育性的（父母）自我状态都受到监管。在许多情况下，可能有微弱成人自我或父母自我的表现，但面对威胁时，这些表现很容易溃散，从而诱惑人的或混乱的儿童自我得以恢复活力。后者就像是"聪明的"和"肯助人的"妓女和精神分裂症病人。在其他时候，可能会令人意外地表现出天生的机灵和基本的道德感，但是和真实儿童的行为相比，或和皮亚杰[2][3]的研究相比，这些基本上还是孩子式的。

这种病态性排除所呈现的临床问题，正显示了那个主宰的自我状态的功能和性质。病人在尝试与被排除在外的部分进行沟通时，经常因为父母自我、成人自我或儿童自我防御性的特异反应而受挫，这些反应像是：宗教化、智性化或谄媚的虚与委蛇。这类人格的运作特征是，在通常情况下，他们所有公开的反应都来自同一个系统。其他两个系统已经被除役了。长期以来，几乎不可能接触到特洛伊先生的成人自我或儿童自我，或者昆特博士的父母自我或儿童自我。男人试图在自恋冲动型女人身上诉诸道德或理性，由此产生的愤怒是一个臭名昭著例证，正显示了遭遇这种排除现象时会产生的困境。

在此要强调一点，排除性的自我状态不是关于角色的问题。角色问题将在后面讨论。

污染

至于是什么污染，妄想及某些类型的偏见都能提供最好的例证。图4.2 (a) 示意的就是偏见的结构。其中要注意的是，父母自我的一部分侵入了成人自我，并包含在成人自我的界限之内。一位传教士的儿子以他的父亲1890年去过的太平洋一个小岛上的情况为例，证明所有舞蹈都是邪恶的。尽管他从个人经验来看认为这个想法是理性的，但最终他能认识到这个与成人自我和谐的结论实际上是父母式的偏见。经过治疗之后，这个偏见与其他偏见一起，通过重新调整成人自我的界限而将之归回为父母自我的内容，如图4.2 (b) 所示。在实际生活中，这意味着在一般情况下，他能够与青春期的女儿和她妈妈合理地讨论跳舞和相关活动，但是在某些特定的压力下，成人自我会退役，而父母自我接管，而使他恢复了固执的态度。当成人自我重新被激活时，他能够客观地观察发生了什么。随着成人自我愈来愈稳固，父母式的吵闹情节也越来越少出现。但是，前提条件是必须对成人自我进行根本的、治疗性的去污染工作，即图4.2 (a) 和4.2 (b) 之间的差异。

有位女士认为有人在浴室里监视她。她的临床状况显示这是一种妄想，

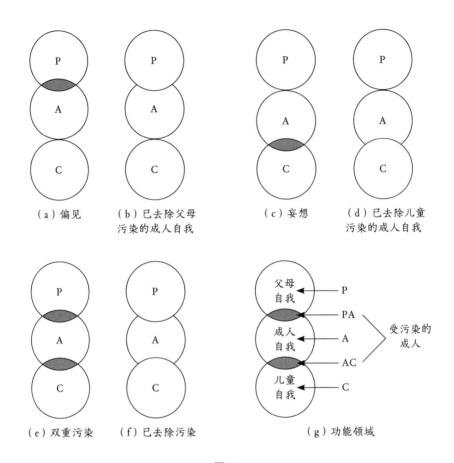

（a）偏见　　　　（b）已去除父母　　　　（c）妄想　　　　（d）已去除儿童
　　　　　　　　　　　　污染的成人自我　　　　　　　　　　　　　污染的成人自我

（e）双重污染　　　（f）已去除污染　　　　（g）功能领域

图 4.2

但偶尔有令人信服的证据证明真有此事。同时，童年时期的经历很容易为这一想法提供初始的背景。尽管如此，她仍然坚持提供合理的证据来证明在她的后院里确实有一窝间谍。这种妄想的结构就如图4.2（c）所示。这儿是儿童自我对成人自我的污染。在治疗过程中，她从其他方面明白了自己的人格中有一个古老的层面，是与成人自我不和谐的。也因此能确定，她身上有儿童自我的存在。后来，她找到了关于间谍的证据的古老根源。这样，她的成人自我的污染就可以被除去，其妄想的系统也能回归到儿童自我。重新调整了她的成人自我界限后，如图4.2（d)所示，这种妄想就不再和成人自我和谐。现在只有成人自我再度变弱，这种妄想才能再次出现。随着越来越多的澄清和增强，成人自我的界限变得越来越牢固，更难以破坏。因此，她能够承受越来越多的压力，清醒的时间间隔也越来越长。

双重污染可用图4.2（e）表示，而图4.2（f）则代表处理后的结果。从这些图中可以看到，成人自我经过治疗后会缩小，但请注意，实际情况更像是三维图像。这些污染的内容不是从成人自我中减除，而是将它剥下来。这就好像把附着在船体上的许多甲壳动物从船壳上刮下来，这样以后航行就不再那么笨拙了。

诊断简单的污染需要识别人格中的四个区域，而双重污染涉及五个区域，如图4.2（g）中的箭头所示。病人的成人自我能将来自区域P的内容确认为父母式的产物，而辨识来自区域C的内容为儿童自我的产物。但是，来自PA、A和AC区域的内容，在病人的经验里都是和成人自我相和谐的，因此成人自我自然地会为之辩护。在这里，治疗师提供的协助是通过纠正病人错误的判断，帮助他去除污染，并重新调整自我状态的界限。至于如何从图4.2（e）所示的情况改变成为图4.2（f）所示的情况，及其所涉及的治疗技术、机制、问题和预防措施，将在适当的章节中讨论。

功能病理学

有些病人能够顽强地坚持不变，也能突然迅速地从一种自我状态转换到另一种自我状态。萨克斯太太就是其中一位，一方面她在社交场合不惜一切代价地坚持某些种族偏见和其他家庭偏见，并因此而闻名；另一方面她在婚姻中则用哭泣、抱怨、指责及顽固地以被动攻击的方式惩罚她的丈夫，直到她得到了她想要的。有时候，当这个顽固的儿童自我非常倔强地坚持三四天之后，她就会偏头痛。

然而在治疗中，情况却大不相同。治疗师的一句话可能会使她从愤世嫉俗的偏执狂转变为哀怨的儿童自我，而另一句话又可能会使她立刻暂时长大成为理性的成人自我，可以相当客观地查核她自己先前的行为。但是，她的一个小失误可能就会使敌意又傲慢的父母自我或痛苦的儿童自我再次复活。从绑定的与未绑定的贯注在每个自我状态之间流动的情况来看，能量的黏着度似乎都很低，并且自由的贯注也不稳定。因此，在治疗中，病人的真实自我可能会迅速地从一种自我状态转变为另一种自我状态，并且每个状态都可能变得能量非常高或非常低。但是她的外在生活也表明，在特殊情况下，每个自我状态都能够长期保持活跃状态并担任人格的主导者，这个情况可以被视为自我界限存在的证据。因此，即使不是因为自我界限有所缺陷，在某些人格中出现这种贯注不稳定的现象也是可能的。的确，如果好好地运作，这些素质可以成为高效能与高适应性功能的基础。有良好自我界限的其他类型或黏滞贯注的情形也是存在的，就是那些要停止或开始游戏、思考或说教都很缓慢的人。

自我状态界限的渗透性也有正反两极。排除的机制只会发生在自我界限很僵化的人。因此，一些精神分裂症病人很难"补偿"或维持他们的补偿。脆弱的人，其自我界限很松散，他们缺乏自我认同，会很轻易地从一个自我状态滑到另一个自我状态。虽然其儿童自我和父母自我很虚弱，却可以毫无困难地渗入或突破成人自我的界限，而真实自我的移动也少有压力。萨克斯太太有个邋遢的儿童自我，但她的整个人格却绝非紊乱的。自我界限松散的人，整个人格给人的印象是马虎草率的。

—— 参 考 文 献 ——

[1] Cf. Harrington, A. *The Revelations of Dr. Modesto*. Alfred A Knopf, New York, 1955. 这是一本很容易被严肃讨论的怪异反讽作品。它论及中庸主义，一种平凡又陈腐的与人相处的方式。

[2] Piaget, J. *The Construction of Reality in the Child*. Basic Books, New York, 1954.

[3] Piaget, J. *The Moral Judgment of the Child*. Harcourt Brace & Company, New York, 1932.

第五章

发 病 机 制

有机体的生命可以视为一个连续体，其中人体整体的状态乃根据生物流动性和体内平衡的原理而时时刻刻在变化着。然而在临床上，关注各种外来刺激对某些系统的影响，或将某个片刻从连续的生活中分离出来是可取的做法。

精神的生活也可以被视为一个类似的连续体，由一个个随时可能被修改的自我状态所组成。同样的，临床医生通常会发现，特别关注某个特殊的时刻或特定的系统是很有帮助的。自然的心理样貌是由日常生活勾勒而成，而在某些其他时刻里，则不经意地被嵌入各式活动。通常，人的精神在白天受到内部和外部刺激的轰炸，并不是所有的刺激都可以在同一时间被"同化"。随后的睡眠状态为这种同化的过程提供了机会。因此，可以很方便地将一天当作一个"自我单元"。从这个角度来看，梦的功能是吸收同化前一天的经历。然后，新的一天就从一个相对新鲜的自我状态开始，这个过程就一直重复。如果某些东西无法"同化"，梦就会重复出现，而清醒的自我就开始停滞、不积极地发挥同化的功能。这个概念已经足够清晰了。①

病态人格的起源可以用一个简单的比喻来说明。每一天的经验，就是一个自我单元，可以比作一个铸制粗糙的硬币，它能在夜间继续磨光的过程。

一个理想的、没有创伤的生活是由一摞这样的硬币组成，每个硬币都印有相同的人格记号，但彼此之间却稍有不同，全部硬币都被妥善处理，使得整摞硬币笔直而符合真实。如图 5.1（a）所示。然而，受过创伤的自我状态

---

① 在这篇文章完成不久，德门特（Dement）关于梦境剥夺的著作就出现了[4]。

就像一枚变形的硬币,从那个时刻起,无论其他硬币多么真实坚稳,随后的整摞硬币都会倾斜,如图5.1(b)所示。如果有周期性、相同性质的创伤性自我状态,则整摞硬币就会朝着相同方向越来越倾斜,直到有倾倒的危险,如图5.1(c)所示。如果这些创伤的性质不同,那么整摞硬币会不时地在受创之处发生不同方向的倾斜,或许偶然有机会又回到垂直方向,但存在着内在的不稳定性,如图5.1(d)所示。在任何情况下,弯曲的存在都会对整摞硬币的平衡及方向,产生加成的效果。

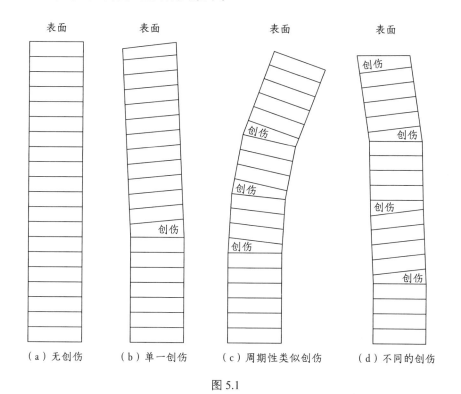

（a）无创伤 （b）单一创伤 （c）周期性类似创伤 （d）不同的创伤

图 5.1

用临床术语来解说这个比喻,一个早期的创伤可能会使整摞都脱离真实,在那之后的创伤可能会使情况进一步恶化,随后更多的创伤可能会使它越来越不稳定,即使在某些情况下最上面的硬币可能没有显示潜在的问题。重要的是,为了修正这种情况,可能只需要纠正一两枚硬币。

显然，变形硬币的位置越低，对最终稳定性的影响就越大。可以用这个角度来谈谈不同种类的硬币*：童年好像是一些一分铜币（pennies），潜伏期好像是一些五分镍币（nickels），青春期好像是一些二角五分银币（quarters），而成熟期则像是一些一元银币（silver dollars）。在这里能看到，一枚变形的一分铜币最终可能导致数千枚银币陷入混乱。这个变形的一分钱就是象征那些到目前为止被称为"儿童"的东西。这个儿童自我是一个扭曲的自我状态，它已经固着并且改变了连续体后续部分的整个方向。更具体地说，它可能是一个单一严重扭曲的自我单元（一个非常糟糕的一分钱硬币），或者是一系列轻微扭曲的自我单元（来自劣质模具的一组一分钱硬币）。以创伤性神经症的例子来看，其儿童自我状态，是固着在病人婴儿期某年某月某天的那个困惑的自我状态。对于精神神经症的例子来看，其儿童自我状态，乃是病人婴儿期从某年的某月到某月之间，在相似的不利条件下，日复一日地重复出现的不健康自我状态。在这两种情况下，任何一个个体中固着的病理性原始自我状态（或一系列自我状态）的数量都非常有限：一个或两个，极少数案例中可能有三个。关于硬币的比喻，除了以上已提到的这些之外，还适用于许多其他方面，进一步的探索留给读者自行发掘。

贺普特家族里的某位成员在她孙儿39—42个月大期间，教了这孩子一些性变态的行为。每天早晨，他（小男孩）都会与她一起躺在床上，怀着期待和兴奋的心，等孩子母亲离开房子去上班，他被告知如果有人进入房间，他要如何躲藏起来。在这个复杂的自我状态之后是一次性的放纵行为。有一天，这个成功的小骗子和小情人变得如此大胆，他趁母亲洗完澡正擦干身体时，将企图转向了母亲。这事的发生让母亲证实了自己一直以来就觉得自己很怪异的强烈怀疑，就是她以为自己真的有精神病。当时她的惊恐如此强烈，甚至这个小男孩也完全吓呆了。他整个强烈紧张的自我状态变得固着，并且与其他人格分离。从这个意义上说，那个关键时刻标志着他的儿

---

　　* 作者以美国硬币为例。——译者注

童自我状态的出生（见图5.2或下文说明）。

在这里，决定性的创伤不是那位长辈的诱惑而是母亲的反应。当用父母自我、成人自我和儿童自我的成分来解析男孩的人格时，在现象学上及社交上都能看到这个儿童自我状态的出现，并且它充分地再现了祖母卧室中存在的所有元素。这是一个39—42个月大的孩子曾经真实存在过的自我状态。尽管当下，这孩子本身作为宇宙中的一种独特现象已经消失得无影无踪，但他的自我状态却维持不变，在某些情况下会重新现身。他的父母自我对自己或其他人的幼稚行为会表现出特别惊恐的态度，就像他母亲在浴室里表现出来的那样［图5.2（a）］。至于其儿童自我是否被排除在成人自我以及父母自我之外——这会导致创伤性神经症［图5.2（b）］，或者儿童自我的某些元素是否会因为污染而与成人自我和谐——这种情况下会变成懊悔的性变态［图5.2（c）］，则没有机会观察到。如果当时是母亲本人诱惑了他，那么儿童自我中可能不仅是某些元素与成人自我和谐，也有与父母自我和谐的部分，这将构成"精神病理的"性变态［图5.2（d）］。另一方面，

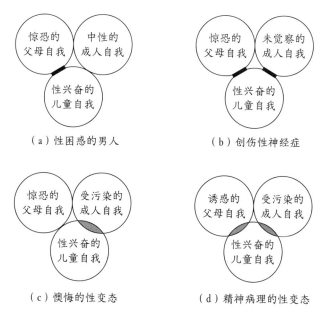

图 5.2

如果与母亲有关的部分没有出现，可能只是每天轻微的创伤不断累积，那么这将导致精神神经症。

在6岁的奥格登小姐已经完成了俄狄浦斯期的父母自我的建立，这时期她被她的祖父引诱了。这期间，她的父母自我没有运作，因此她相当配合。她一直对母亲隐瞒这件事，因为她预期不会得到母亲的同情。那一天形成的自我状态里的性元素被排除在成人自我之外，而如同当时一样，其中隐秘的元素仍然保留着，且是和成人自我和谐的。当这个完整的儿童自我状态在梦中显现出来时，它几乎没有缺损地再现了一个真正存在过的小女孩真实的自我状态，正如1924年10月12日下午3点，即诱惑发生的时刻。在清醒的生活里，她严肃无性，不化妆，穿得像修女一样朴素。然而，由于保密一事与成人自我和谐共融，她将这病理性的保密合理化了。同时，由于她对她的母亲也是保密的，所以保密也与父母自我和谐；因此，这不仅是病理的，而且是"精神病理的"。有一次，她讲述了一个关于近5000千米以外某间学校某位毕业生的长篇故事，她称她为"这个人"，且拒绝透露她的名字，甚至一开始也拒绝提及她的性别，因为"你可能会在某个时候碰到她，那么你会知道是谁"。她补充说："无论如何，我妈妈让我永远不要提起名字，而且我也认为不应该提。"

性格神经症的人格结构和"精神病理学"相似，到目前为止，有证据表明，可能是由社会环境造成这种区别的。一百年前，一个斐济酋长会吃人又打老婆，或者会通过喂食磨碎的玻璃来处罚冒失的仆人，他被同时代的人视为性格很刻薄，而不是犯罪的"精神变态者"。[1] 如今，若有原始的野蛮行为出现，殖民政府经常会征询精神科顾问。

实际上，结构分析得出了一些有关"正常"人的令人惊讶的结论，但这与有效的临床判断一致。从结构分析的用语来看，"快乐"的人是父母自我、成人自我和儿童自我的重要领域都相互共融的人。一位有婚姻问题的年轻医生仍然能对他的工作感到愉悦。他的父亲是一名医生，受到母亲的尊重，因此他的父母自我没有内在冲突地支持他的职业选择。他的成人自我很满意，因为他对自己的专业有兴趣又能胜任，并且喜欢把工作做得很好。他的儿童自我对性的好奇心，在临床工作中得到了很好的升华和满足。因此，他的父母自我、成人自我和儿童自我互相尊重，并且在职业上都得到了适当的满足。但是由于他的父母自我和儿童自我无法就所有事情达成共识，所以有时当他不在办公室时，他会感到相当不快乐。一般而言，人可以认出一个快乐的人，但没有人可以一直是快乐的。

然而，令人惊讶的是，不得不承认这样的分析也适用于集中营里的"健康罪犯"。这种人根本就应该遭受酷刑的说法是令人欣慰的，但是一些合格的观察员认为这种假设不成立[2]。以下逸事说明了"快乐"的人格结构在逻辑上的结局为何。

有一天，一个年轻人回到家对他的母亲宣布："我真高兴啊！我刚刚升官了！"他的母亲为他高兴，当她拿出为这种场合特定保留的一瓶酒时，她问他新的任命是什么。

年轻人说："今天早上，我只是集中营的一名警卫，但现在我成了新的指挥官了！"

"很好，我的儿子，"他的母亲说，"看看我把你养得多好啊！"

在这个例子里，就像那个年轻医生一样，他的父母自我、成人自我和儿童自我都对他的事业感兴趣并满意，因此他符合了"快乐"的要件。他以爱国理性实现了母亲对他的野心，同时他那古老的虐待狂心态也得到了满足。因此，从这个角度，在现实生活中许多这类人还能在闲暇之余欣赏优美的音乐和文学作品，就不足为奇了。这个令人厌恶的例子提出了一些有关快乐、美德和实用性之间某些幼稚态度的严重问题，包括希腊观点的"工艺精良"。[3]对于想要知道"如何抚养孩子"，但不能明确说明他们想要抚养出什么样的孩子的人而言，这也是一个很好的例证。仅仅想让他们变得"快乐"是不够的。

还有一种"正常"人格可以用结构的角度来描述，就是"组织良好"的人。用这些术语来说，组织良好的人具有明确但并非不可渗透的自我界限。

他可能会遭受严重的内部冲突，但他能够将父母自我、成人自我及儿童自我隔离开，以使每个自我都能以相对稳定的方式运作。（隔离是排除的一种类型，是较健康而非僵化的。）一位有着优异工作经历的苏格兰学校老师，30年来几乎每天晚上都喝一整瓶威士忌，但每天早晨，他都准时到达学校并工作得很好。他能够在工作日顺利隔离并使用他的成人自我，因此他的饮酒状况在好几届交情深厚的学生面前，或多或少仍然是个秘密。回到家中，他的成人自我就除役了，他的儿童自我在喝酒时接管了人格的主导权。这些年来，他的父母自我一直保持微弱的贯注状态，但是到了他生命的某个阶段，父母自我完全接管了，就像先前儿童自我的接管一样，而且所有人都知道，之后他再也没有碰过一滴酒。然而他从此成了学生的噩梦，因为他们现在面对的是他的父母自我而不是他的成人自我。由于父母自我不赞成他的饮酒，这个男人在不饮酒的岁月里并不快乐，但却井井有条。

在结构分析里，"成熟"这个概念具有特殊的含义。既然假定每个人都具有良好的临床基础，使得成人自我已经完整形成了，那么就没有所谓的"未成熟的人"。有些人的儿童自我拥有人格的主导权，因此他们的行为是尚未成熟的个体的行为；但是，如果可以通过治疗干预，对被除役的或尚未主导的成人自我予以治疗来得到能量贯注，那么他们的行为就会变得"成熟"，就像普里默斯太太的例子那样。因此，行为本身可能是"不成熟的"，但这个个体不是（排除器官发育缺陷）。没有插电的收音机是无法播放的；然而，所有能量仍然存在，只要修理插头就可以运作。如果一个病人仅仅因为面谈过程中办公室里没有音乐，就认为医生没有收音机或收音机坏了，这是不正确的。根据作者的经验，不仅每个神经症病人，包括每个精神缺陷的病人，每个慢性精神分裂症的病人，以及每个"不成熟"精神病病人都有一个发展良好的成人自我。问题不在于这样的人"不成熟"，而是很难找到使成人自我"插上电"的方法。

由于在美国，对"成熟"和"不成熟"这两个词有着令人遗憾的语义解释，最好的做法就是从临床治疗的词汇中删除它们。如今，只有生物学家以客观的成人自我的方式在使用它们。在其他群体里，父母自我似乎已经抢得先机，擅用这些术语来扩大自己的影响力。

—— 参 考 文 献 ——

［1］ Derrick, R. A. *A History of Fiji*. Printing & Stationery Dept., Suva, 2nd Ed. Rev. 1950.

［2］ Cohen, Elie A. *Human Behavior in the Concentration Camp*. W. W. Norton & Company, New York, 1953.

［3］ Cf. Plato, Aristotle, and Kant on happiness, passim.

［4］ Dement, W. "The Effect of Dream Deprivation." *Science* 131: 1705-1707, 1960.

第六章

症 状 学

为了更清楚地了解这个领域里的特殊现象，先对这个主题有一个宏观的认识是很有帮助的。一般当然是以二维方式绘制结构图，如果可以用三维来呈现，就能更好地显示病人的情况。甚至是四维的——如果这样的东西在临床上可以理解的话。但是，二维的就已有足够发人深思的特征了。

在设定结构图时，我们很自然地把"父母自我"放在上面，将"儿童自我"放在下面。这种直觉反应其实有很合理的根据。父母自我是道德理想和崇高精神的指南；成人自我一向关心客观生活中的现实；儿童自我是内在古老倾向的修炼场，甚或是地狱。这种思维方式在所有时代和各种民族中均自然可见。弗洛伊德引用古罗马诗人维吉尔的话作为他的著作《梦的解析》的序言："若我不能使众神弯腰，我将移动地狱。"

这种适宜的层次性因其在临床上的意义而更显重要。父母自我是最弱的成分，成人自我不容易被除役，而儿童自我则似乎永远不满足。例如，在酒精的影响下，先被麻醉的是父母自我，使得本来可能处于沮丧或被抑制的儿童自我，能够更轻松或自由地表露出来，这样，在社交上可能引发愉悦感或者增加不快感。因此接下来是成人自我了，原本的社交技巧和对物质现实的客观判断开始减弱。只有当酒精分量非常高时，失去约束的儿童自我被自己的自由迷惑了，才会因为意识丧失而昏倒。一般认为喝酒后的人会显现真实的自我，这表示原本听从父母自我和成人自我命令的适应儿童，会随着高层功能的逐渐消失，而被自然儿童所取代。麻醉药消退之后自我状态渐次苏醒的顺序，可能与费德恩关于自我重新苏醒的原则相反[1]。

即便有时有点复杂和特殊，这种情况仍和入睡时的状态类似。在催眠状态下，人清醒时的道德存在被一个不道德却很实际的幻想者取代。这种时候不是想着他应该做的事——不论是在道德层面、实际层面还是愉悦方面，而是抛开道德的考量，开始盘算着他想要做的事，投注他的想象力在可能的现实里。进入睡眠时，不仅是道德和禁忌，就连社交或物质可能性受限的客观现实世界，也被遗忘了，因此儿童自我可以相对自由地在梦中追求神奇的可能性。确实，在进行次级阐述之前，[2] 某些遗留在父母自我及成人自我的功能，可能是显而易见的，但它们的出现并没有违反层次的原则。这是由于在儿童自我里，存在过时的父母影响和对现实的认识。这就是儿童自我状态的现象与本我概念间的正式区别。儿童自我是指存在或存在过的有组织的状态，而弗洛伊德将本我形容为"混乱、沸腾的兴奋大锅……它没有组织，也没有统一的意志"。[3]

症状就是某个明确的自我状态的各个表现，无论这个自我状态是活跃的或是被排除的，也不管这些表现是因为不同自我状态之间的冲突、协调还是污染而产生的。总之，结构分析中有关症状的第一个任务，就是要确认实际上表现出症状的是哪种自我状态。在某些情况下这很容易判断，在其他情况下，则需要高度的诊断敏锐度和经验。特洛伊先生对吵闹所表现的暴躁态度与他父亲相似，显然那是来自父母自我的。昆特博士的卖弄和奥格登小姐的隐匿，则需要更仔细的研究。父母自我退役的结果，对特洛伊先生而言就是酗酒和冲动行为，这两种表现都是儿童自我的表现，正如昆特博士的发脾气，或是奥格登小姐面对威胁时的身心焦虑反应。这表示在每种情况下，某些"性格"特征是一种自我状态的表现，而某些"症状"的显现则是另一种自我状态的表现。

只要牢记这些原则，应该就可以从结构的角度来分析精神病的症状，包括那些需要两种不同自我状态同时活动的症状。

幻觉通常出自父母自我的表现，就像普里默斯太太听到的声音一样。两种最常见的幻觉类型是淫秽的称呼和致命的禁令。"你这个同性恋！"的指控和"你必须杀了他！"的命令，这二者都可以被安全地看成记忆中稍微扭曲的父母话语，及这些话语的再现。

虽然幻觉的声音本身来自父母自我，但听众包括儿童自我，有时也包括受污染的成人自我。在那些混乱的自我状态中，无论是有毒性的或者是暗示急性精神分裂症发作或同性恋恐慌的状态，成人自我都是退役的，只有受惊的儿童自我独自聆听着。在某些偏执的情况中，活跃但被污染的成人自我也认同儿童自我，认为那幻听的声音是真的。有少数情况，那声音是来自儿童自我，而这也得到受污染的成人自我同意，认为这声音确实存在。

这种状况可以用图6.1（a）来澄清，图中只有三个自我状态，但有四个区域。假设在某特定时刻的"真实自我"是成人自我，那个从儿童自我或父母自我发出的声音如果被污染区域处理，可能会被认为是来自人格之外的声音。该区域的现实检验是错误的，因为该区域被认为属于成人自我，但实际上被不切实际的儿童自我入侵。这一种情况从神经学的角度来看是相当合理的。如果言语被清晰的成人自我区域处理，那么它们不会被感知为幻觉，而是"良心的声音"或"幼稚的提示"，并且会被识别为内在的现象。在那种情况下，故障区域要处理其他东西，导致判断为其他类型的精神病理。

妄想通常是儿童自我的表现，但它是来自图6.1（a）中的受污染区域，而该区域包含在成人自我的边界内。因此，它和成人自我是和谐的，这表示

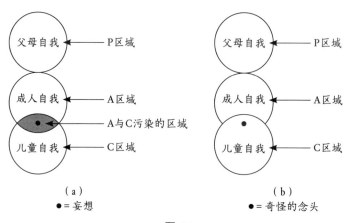

图6.1

除非并且直到成人自我和儿童自我之间的边界线可以重新调整〔如图6.1(b)所示〕，否则无法进行现实检验。当界限调整之后，只要继续保持成人自我是"真实自我"，妄想就不再与成人自我和谐，不再被体验为妄想，而被认为只是"奇怪的念头"。成人自我便能接着说："我的一部分认为是这样，但我不认为是这样。"但是，如果成人自我除役了，而儿童自我成为"真实自我"，那么这个人将再次说"我认为确实如此"，因为这个想法现在与"真实自我"是和谐的。在特洛伊先生的案例中，他的父母自我是"真实自我"，那些在精神病状态（因为当时儿童自我是"真实自我"）下产生的妄想内容，现在被一种典型的父母态度看成"愚蠢的想法"，他带着他父亲常有的口吻表示"杀死有这种想法的小浑蛋"。

自我的界限功能很像具有高度选择渗透性的复合膜一样。成人自我和儿童自我之间边界的损伤可能会引起任何一组特殊的症状，这些症状可以称为"界限症状"：不真实感、隔阂感、去人格化、既识感（déjà vu）、陌生感（jamais vu），以及另一个著名的"似曾听说症（deja raconte）"。与许多其他症状一样，这些界限问题的严重程度取决于自由贯注的分布。如果成人自我是"真实自我"，那么这一系列的症状至少暂时属于"日常生活的精神病理学"；如果儿童自我是"真实自我"，那就要归到精神病的类别里。在任何情况下，它们都是边界问题的病理特性，范围从良性和轻度到重度和难以治疗。

病人仔细听着医生的话，之后说出"可是，既然你不存在，我为什么要听你的？"，这时他是在表现出极度的现实感丧失。此刻的"真实自我"是儿童自我，它通过关闭成人自我与儿童自我之间的边界，排除了成人自我。因此，可能仍然有效的现今精神器官的信息处理功能无法影响到儿童自我。儿童自我把成人自我当作不存在，而这种觉得外部世界不存在的感受是该情况中的次级产物。在这种情况下，如果发现病人在作为真正的孩子时切断了自己与周围人的交流，那么这个假设会得到验证。此时，成人自我能听到且完全明白医生的话，但是儿童自我不受成人自我获得之信息的影响，因此觉得有理由说没有这个信息，也就是医生是不存在的。因此在这种情况下，通常无论成人自我的接受程度如何，诉诸理性的做法都不能改变自我孤立的儿童自我的意见。

有趣的是，隔阂的结构与洞察力的结构是一样的。在这里，由于成人自我排斥儿童自我，外部世界失去了原有的意义。儿童自我里古老的信息处理被切断，对于这种状况，成人自我的感受是隔阂的。因此，当儿童自我是"真实自我"时，有不真实的感觉，而当成人自我是"真实自我"时，则有隔阂的感觉；两者都是由于自我状态的边界产生功能性的硬化。当心理治疗过程中对成人自我进行了去污染工作，并重新建立儿童自我和成人自我之间的适当界限之后，洞察力就会产生。因此，在成人自我是"真实自我"情况下，隔阂与洞察力都是基于成人自我与儿童自我之间边界的强化而产生。但有些情况里，这种强化是病态的，而另一些情况中，它是对正常过程的重新建立。（洞察力也可能涉及父母自我和成人自我间的边界，但这一点目前先搁置。）

24岁的未婚生物学家恩纳特先生的情形能阐明在隔阂中排除儿童自我的状况。他抱怨说，有一天他在打猎时，突然觉得一切都没有意义了，从那以后就一直如此。他按着日常节奏生活着，没有任何动力或满足感。他的成人自我想要通过理性方法来寻求解释和解脱。他开始用哲学的术语来推论宇宙、生命和他自己的起源。当然，他的职业选择从一开始就是为了回答这些问题，而且似乎是出于天真的对性的好奇心。他那修士似的生活，导致了儿童自我里关于性的张力不断堆积。由于儿童自我的性取向多与施虐有关，因而这不是一个健康的情况。与此同时，儿童自我对父亲的愤怒也越来越强烈。他解决这两种紧张局势的方法就是排除儿童自我，为此他付出了痛苦的代价。

尽管他觉得对他（即对他的成人自我）而言没有什么是有意义的，但很明显，他的儿童自我仍然从他周围发生的事情中发现了很多意义。不时地，当团体里有人问起他的感受时，他会用拳头狠狠地捶在自己的大腿上，哭着说:"我不知道为什么会有这种感觉!"当下的他(成人自我是"真实自我")完全没有意识到自己在捶着大腿,当别人向他指出这状况时,他真实地感到非常惊讶。经过询问后发现,这个手势是他早期如厕训练期间残留的行为。因此,虽然成人自我认为他周围发生的事情毫无意义,但他的儿童自我觉得同样的事件非常重要。隔阂的感觉是由于现今精神器官和古老精神器官之间没有交流。

在去人格化的过程中,身体的刺激可能被困惑的儿童自我以扭曲事实的方式处理,但这种扭曲是成人自我不可以理解的,因为它们仍然和成人自我不和谐。如果它变成和成人自我和谐了,那么它就会从去人格化的感觉,转变为身体变化的妄想,意思是成人自我通过将可能产生的变化进行合理化来帮助儿童自我。对"感情"的抗议是成人自我的表现,而"妄想"的产生是儿童自我的表现。扭曲的身体形象并不是一种新现象,而是从儿童时期起就存在而一直处于休眠状态,直到成人自我和儿童自我间的边界受损,让它渗入现今精神区域,在那里引起混乱。对这个假设的检验是,前驱期应该呈现出边界的硬化,而边界上小破裂的发生就会显现出症状,通过适当的防御措施,能使这个破裂的影响限制在局部,可能是永久或暂时的。

到目前为止,讨论的症状——幻觉、妄想和边界症状——都是精神分裂症的特征。在轻躁狂中,儿童自我与受污染的成人自我合作排除了父母自我,因此,现今精神的判断虽然受损但仍有影响。如果躁狂症持续发生,那么成人自我和父母自我都会被过度贯注的儿童自我所压制,而儿童自我就会清楚地控制自己的疯狂行为。然而,这种排除就像一个单向玻璃:愤怒但暂时无控制力的父母自我可以看到正在发生的一切。儿童自我利用了父母自我的无助,很清楚自己正在被监看着。因此产生的妄想被记录了下来。如果清算的一天到来,那可就糟糕了。在儿童自我耗尽能量后,父母自我可能会变得同样高度贯注并展开报复。

躁郁症精神病的结构特征与精神分析理论之间并不矛盾。[4]精神分析研究的是童年遗留的运作机制,而结构分析则涉及拟人化遗留物的贯注:曾经真正存在过的婴儿的遗留物，与曾经真正存在过的父母的遗留物之间的斗争。在这里，用拟人化的术语来描述这场斗争，只是因为它保留了它的个人特质：它不是抽象的、概念性的力量之间的斗争，而是童年时期人与人之间为生存而进行的真实斗争的重现，或者至少这是病人的体验。

神经症的症状与精神病的症状一样，是一种明确的自我状态的表现，尽管它们可能因为复杂的冲突而产生。例如，转化性歇斯底里症的实际症状是儿童自我的表现，却是通过一种称为压抑的特殊选择性排除形式，将儿童自我排除在成人自我之外。这可以使成人自我以愉快的气氛继续过他的生活。治疗工作要打破障碍，让儿童自我和治疗师可以在活跃的成人自我面前一起交谈。如果治疗师被儿童自我引诱，通过使用药物或催眠来让成人自我退役，他们可能会在一起度过一段令人兴奋的时间，但最终的治疗结果将取决于成人自我和父母自我对这个过程的最终态度，而这又取决于治疗师的技巧。

性格障碍和精神病是儿童自我的表现。在结构上来说，它们都和成人自我合作。而和父母自我之间是冲突或一致，则看是否出现悔恨来呈现。冲动性神经症可能涉及非常相似的对话以及有相同的社交影响，但在结构上却有所不同，是儿童自我在没有成人自我或父母自我的合作下所爆发的。

— 参 考 文 献 —

[1] Federn, P. *Loc. cit.*

[2] Freud, S. *The Interpretation of Dreams*. Macmillan Company, New York, 4th ed. 1915, p. 389 ff.

[3] *Idem. New Introductory Lectures on Psycho-Analysis*. W. W. Norton & Company, New York, 1933, p. 104.

[4] Fenichel, O. *The Psychoanalytic Theory of Neurosis*. W. W. Norton & Company, New York, 1945, Chap. XVJI.

第七章

诊　　断

学习倾向

尽管年轻的生物学家恩纳特先生在每次团体治疗期间都用拳头捶打自己的大腿三四次，但在前几个星期中，治疗师有意地让这种现象不被注意到。不被注意到的意思是没有被治疗师的成人自我注意到，他可能全神贯注于倾听恩纳特先生所说的内容；或者，这个姿势似乎是恩纳特先生的特征，以至于被粗心地忽略为"习惯"或无关紧要的、只是恩纳特先生持续人格完形中的一个小碎片。但显然，治疗师的儿童自我警觉到了，有一天，恩纳特先生捶打了他的大腿后，在回答团体中某位成员的问题时哭了起来："我不知道我为什么要这样做！"治疗师问："你小时候有没有弄脏过你的床？"恩纳特先生被这个问题吓了一跳，他说他有。治疗师问他的父母有没有说过这件事。恩纳特先生说，是的，他们过去常常责备地问他为什么这样做。

"那你怎么说呢？"治疗师问。

"我以前常回答说：'我不知道我为什么这样做。'"恩纳特先生一边回答，一边拍着他的大腿。就在这时，恩纳特先生听到他从进入团体以来就习惯性地敲打自己的大腿，这才大吃一惊。

这个事例说明了治疗师在诊断"自我状态"上的任务。他的成人自我应该很快注意到，而且通常确实注意到，在不必要且通常是无意识的手势和语调之中，暗藏着隐藏的自我状态的爆发。这种警觉性是身为诊断师的专业知识和能力的一部分。最终，这让治疗师意识到恩纳特先生的手势是其儿童自我的间歇性活动。这种情况的独特之处是，治疗师的儿童自我——凭直觉和潜意识工作[1]而非以成人自我刻意地、有意识地工作——能够准确地感知那些手势与本能有所联系[2]，以及这种联系起源于恩纳特先生的童年。

　　自我状态的诊断就是一个与观察的锐利度和直觉敏感度相关的问题。前者可以学习，后者只能培养。然而，这种诊断能力并不取决于专业训练或智力水平，而是和心理动力的因素有关。不害怕知道的人——即使不知道自己是如何知道的——能做得很好；而害怕知道它却未能领悟它[2]的人会做得很差。

　　迪克先生在相隔一年的时间里做了两次贝勒维－韦克斯勒智力量表（Bellevue-Wechsler Scale）智商测量，所得智商分数在85～90，他在诊断其他病人伙伴的自我状态方面异常熟练和准确。由于他的表现显得幼稚以及言语上显得笨拙及有限，新加入团体的成员起初都会以优越的姿态对待他。当他们发现他不仅智力有限，而且对自己逐渐消退的精神分裂症还有些困惑时，这种态度渐渐被怜悯和体谅之心所取代。然而，进一步认识之后，他们发现他能正确诊断其他人在团体中的表现并对他的敏锐度感到印象深刻，这时他们的态度大不相同，变得对他格外恭敬。很快地，他们就不再像对待易碎的玻璃器皿一样对待他，反倒能不犹豫地与他争论，对待他像对待平常人一样。

　　如果在所有症状都充分暴露之后仍缺乏诊断的洞察力，那么可能会被认定是抗拒的问题而不是能力不足了。安得卡是一位聪明而成功的医生，但受身心疾病所苦。在治疗团体中，他倾向扮演一个协同治疗师的角色，运用在医学院学到的标准术语和心理学理论。他用半讽刺的术语，以傲慢的方式对待这种结构性的治疗方法。这个团体无法促使他更仔细地审视自己。其他教育水平较低的成员给他的压力越大，他的回击就越多、越刻薄。有一次，他在这些"下等"人的压力下崩溃了，从房间里逃跑了。缺席两次之后他回来了，但他还是老样子。为了排除让他害怕的儿童自我，他必须伪装为成人、采取医生的角度来显示高人一等。（他的父亲也有傲慢的倾向）总之，他和特洛伊先生一样表现出对结构分析的抗拒，但是他的武器更强大。

不幸的是，另一位治疗师无法一起玩安得卡医生的"精神病学"心理游戏，虽然那个游戏可能暂时让安得卡医生感到更安全。既然这位同事不愿意认真对待自己，他的能耐很快就让他们无法忍受，为了其他成员，他就不得不被"牺牲"了。安得卡医生拒绝考虑进行个人治疗，这可能是让他仍能留在治疗团体中的方法。最后，他退出了心理治疗，并立即寻求手术治疗。从智力上来看，他完全有能力理解结构分析，但他被迫舍去他的内脏而不是他的抗拒。这是在沟通分析出现之前，单纯做结构分析的早期失败案例之一。迪克先生和安得卡医生是极端的例子。一般而言，在其他抗拒因素相当的情况下，是儿童自我对治疗师或老师以及对以前的治疗师或老师的态度（在精神分析语言中部分包含在"移情"一词之下），决定了病人或学生最终的诊断能力。对于以前接受过精神分析或精神分析训练的病人，通过巧妙的处理便很容易让他们接受结构分析。某些类型的医生（如安得卡医生）和心理学家（如昆特博士）有理由抗拒任何分析式的精神医学，所以他们不能把结构分析做好。而能够在心理动力学上产生兴趣的医生和心理学家，他们在身为病人时能做得很好，因为他们习惯于从诊断和心理学方面进行思考。

最有趣的是接受过个人精神分析或精神分析培训的学生。在存在的意义上，因为他们已经投身于精神分析的方法；或者因为他们可能觉得其生涯取决于自己在精神分析上的正统性；或者因为所谓的"依赖需求"，最好通过与当地精神分析团体保持良好关系来满足，有时他们很难将自己的诊断力量转向观察整体的自我状态而不是孤立的超我、自我和本我，或意识的和无意识的表现。从这个意义上说，精神分析可以被称为对沟通分析的抵制。（对于团体治疗也是如此，因为现在毫无疑问，沟通分析是治疗方法中的首选。很少有正统的精神分析师声称，从意义上来说，能正式地对团体或团体中的个人进行精神分析。事实上，正是出于这个原因，许多或大多数精神分析师对团体治疗师的主张持怀疑态度。[3] 然而，可以理解的是，年轻的精神分析治疗师在接受指示将处理个别病人时使用的框架转变成另一种面对团体的不同框架时，是困难的。）当然，对于第一年的住院医生和受训者，尝试同时学习两个系统，有时就是太令人困惑了。

诊断标准

父母自我状态的特征可以在"家长会（Parent-Teacher Association，PTA）"的会议上进行研究，无论是在学校礼堂还是在鸡尾酒会的客厅角落。成人自我的特征最容易在科学会议上看到。儿童自我的特征则可以在托儿所中观察到，或在皮亚杰的作品中阅读。[4]

自我状态在临床上以两种形式表现出来：一种是作为"真实自我"体验到的完全贯注的持续精神状态；另一种则是隐蔽地或无意识地对当前"真实自我"的活动的侵入。第一种的例子是特洛伊先生的父母自我状态；第二种的例子则是恩纳特先生的捶打大腿，这是儿童自我无意识地侵入他的成人自我状态。污染代表一种自我状态的一部分被正式地包含在另一类自我状态中，就像传教士儿子的父母自我侵入他的成人自我一样；或者用功能术语来说，其现今精神自我状态被外在精神自我状态所污染；作为另一种选择，也可以假设一种神经生理学机制来解释观察到的现象。

由于自我状态包括个人在特定时刻的全部行为和体验，因此一种或另一种活跃的纯自我状态，应该对行为和体验的每一个元素都有与其特征有关的影响。同样，一个或一组元素从潜在的自我状态侵入活跃的自我状态时，后者应该具有入侵的自我状态的特征。正是这些特征形成了自我状态之间的诊断标准，现在应该很清楚它们可以显现在任何行为、态度或体验方式中。因此，诊断标准可以在任何非自愿的、自愿的或社会行为中寻找，或者可以通过任何经验的内省来发现。治疗师主要关注的是行为方面，因为在接受教导之前，病人无法接触到经验方面。在实务中，他主要与坐着或躺着的病人打交道，因此姿势和步态很容易作为指标。

举止：表现出严厉的、父亲式的正直模样，有时会表现出伸出手指、脖子前倾的慈母的样子，这些很快地成为熟悉的父母式态度。深思熟虑的专注模样，经常噘起嘴唇或略微张开鼻孔，这是典型的成人自我。表示腼腆的头部倾斜，或者加上微笑而变成可爱的样子，这都是儿童自我的表现。厌恶和固执的愁眉苦脸，也可以因为被父母的调侃转变为不情愿和懊恼的笑声。与父母、学生和小孩一起观察家庭生活，可以发现与每种自我状态相关的其他态度特征。一个有趣且有启发性的练习，是心中记着结构分析，来通读达尔文关于情感表达的书，尤其是书中的照片[5]。

手势：如果能在病人历史上的父母型人物中，找到表达制止手势的原型，那么这个手势的外在精神的起源就能确立。指示手势通常可以被视为成人自我的自主表达，无论他是与同事或客户交谈的专业人士、指导工人的工头，还是协助学生的老师。如果在不合适的时机出现回避手势，通常是儿童自我的表现。如果变化不太小，通常很容易经由直觉诊断出来。例如，指示性手势有时可能伴随着父母自我的劝告，或儿童自我对父母人物的抱怨。

声音：人们有两种声音是很常见的，每个声音都有不同的语调，尽管在办公室或团体中，其中一个可能被压抑了很长时间。例如，在团体中以"鄙人我"的身份出现的病人，可能几个月都不会流露父母式愤怒的隐藏声音（可能是酗酒母亲的声音）；或者在严重的群体压力下，"明智的上班族"的声音崩溃，取而代之的是受惊的儿童自我的声音。同时，家里人可能已经习惯了一个人会有两种不同声调。若有三种不同声音也不算奇怪。因此，在群体中，人们可能会遇到来自同一个人的父母自我的声音、成人自我的声音和儿童自我的声音。当声音改变时，通常不难发现其他证据以证明自我状态改变了。当"鄙人我"突然被愤怒的母亲或祖母的模样取代时，就表现得再清楚不过了。

词汇：治疗师对于自己居住的国家的惯用语言可以表现得像一个聪明的外行人，但至少要够聪明以区分每个自我状态特有的特殊单词和短语。在美国，最恰当的例子是"幼稚（childish）"和"孩子气（childlike）"之间的区别，"幼稚"总是一个父母式的用语，而如果自发地使用"孩子气"，则后者是一个成人自我的用语，如发展心理学家和生物学家。然而，当它被玩"精神病学"游戏的病人使用时，它可能是伪成人。

　　典型的父母自我的用语是：可爱、儿子、顽皮、低贱、粗俗、恶心、可笑，以及其他许多同义词。成人自我的用语有：无建设性的、贴切的、简约的、可取的。誓言、咒骂和各种修饰词通常是儿童自我的表现。实词和动词本质上是成人自我的，因为它们对客观现实是没有偏见、歪曲或夸大的，但它们可能被父母自我或儿童自我为了自己的目的而运用。对于"好的（good）"这个词的诊断是一个简单而令人满意的直觉练习。用隐性的大写 G 表示这个词时，表示是父母式的。当它的应用在实际上是站得住脚的，那么它是成人自我的。当它表达本能的满足并且本质上是一个感叹词时，它是来自儿童自我，是"嗯……"或"嗯！"这类词的同义词。这是污染及未表达的父母偏见的一个特别常见的指标，这些偏见被成人自我合理化。换句话说，这个词被说成好像它有一个小写的 g，但经过面质可能会揭示，从现象学角度看来，它是一个大写的 G。说话者可能会在面质中变得愤怒、防御或焦虑，或者他为自己的观点收集的证据，充其量是脆弱的和有偏见的。

　　一个有趣的现象是使用夸张的情感副词，由于某种（作者）尚不清楚的原因，这种副词最常出现在那些有明显的虐待狂幻想的人身上。一位病人偶尔会中断成人自我的"晨报"，用他伤感的泪水评论："但我极度地高兴！"或"我现在不可思议地受欢迎！"当治疗师询问："是哪一位在问你是否受欢迎呢？"他回答说："没有人。但这是一个好的问题。是谁问我的？一定是我的父母自我。"他的父母亲确实教会了他对得到的祝福要心怀感激，想想他与饥饿的亚美尼亚人相比，与不得不拄着拐杖走路的男孩相比是多么幸运。在其他时候，他的儿童自我不会像要回答一个闻所未闻的提问者的问题那样而打断自己的思绪，他的儿童自我会在"以防有人（即他的父母）可能在听"的时候插入一个词，即使没有任何没听过的问题。他可能会说："那个女人无比地高兴——我的意思是她真的很高兴。"在这里，儿童自我加入了"无比地"这个词，而成人自我则自发地纠正了这个夸张的说法，因为在他的工作生活中，他并不爱夸大其词。（他早期的一个梦想是伸手去摸一个巨大的消防水管，这样他就能感觉到"大水柱"。)

上述类别和例子仅供说明之用。人类有大量的行为模式可以使用。人类学家已经编制了一长串的态度清单。[6] 手势语法学者估计，不同的肌肉组合可以产生大约70万种不同的基本手势。[7] 而音色、音高、强度和发声范围有足够的变化，足以吸引整个学校的学生和教师的注意力。词汇问题是如此复杂，以至于它们被分为不同的学科。这些只是结构诊断学家可用的几乎数不清的指标中的四个类别。对认真的学生而言，唯一的实用课程就是观察：观察父母在执行父母角色时的行为；以信息处理者身份运作的成年人，以及有思想和负责任的公民；孩子们在哺乳期、在摇篮里，在托儿所、浴室和厨房，以及在教室和游戏场都表现得孩子气。培养了观察力和直觉力之后，他可以将他所学到的知识应用在病人身上而带来临床利益。

完整的诊断—— 一份简历

结构分析的启发式讨论到此结束。在继续讨论社会精神病学之前，要先总结和重述一些重要的原则。

自我状态分为三种类型：父母自我、成人自我和儿童自我，它们驻留在相应的心理器官中或作为其表现：外在精神器官、现今精神器官及古老精神器官。这些器官的重要特性如下。

1. 执行力。每一种自我状态都会产生自己独特的有组织的行为模式。这使它们属于心理生理学和精神病理学的范畴，并最终也在神经生理学的范畴里。

2. 适应性。每一种自我状态都能够根据个人所处的当下社会情况调整其行为反应。这使得它们进入了"社会"科学的领域。

3. 生物流动性，这是指受自然生长和先前经验的作用而改变的反应。这引起了精神分析所关注的历史问题。

4. 心智活动 (mentality)，因为它们能调节经验的现象，因此也是心理学的关注点，尤其是内省心理学、现象心理学、结构心理学和存在心理学。

自我状态的完整诊断必须考虑所有这四个方面，并且唯有在所有四个都能关联时，才能确定这项诊断的最终有效性。临床上往往按所给定的顺序进行诊断。

A. 父母式的自我状态是一组类似于父母人物的感觉、态度和行为模式。诊断通常先基于临床经验，包括举止、手势、声音、词汇和其他特征。这就是行为的诊断。如果特定一组行为特别容易引出环境中其他人表现出孩子气的行为，那么这个诊断就得到证实。这是社交的诊断或操作的诊断。如果这个人最终可以准确说明哪个父母人物提供了行为的原型，则进一步证实了这个诊断。这是历史的诊断。如果他能够以几乎没有减损的、完全的强度重新体验他同化父母自我状态的时刻，那么诊断就得到了验证。这就是现象学的诊断。

父母自我通常以两种形式中的一种展示。有偏见的父母表现为一组看似武断且非理性的态度，其本质通常是禁止性的，与当地文化之间可能协调、也可能不协调。如果它们在文化上是协调的，那么可能出现没有足够的怀疑——至少没有合理的怀疑——就接受它们（指有偏见的父母）的倾向。养育型父母通常表现为对另一个人的同情，这可能与文化协调，也可能不协调。

父母式的自我状态必须与父母的影响区分开。当个人表现出孩子般顺从的态度时，就能推断出现了这种影响。父母自我通过使一些决定变得"自动化"和相对不易改变，起到保存能量并减少焦虑的作用。如果这些决定与当地文化相协调，那么效果更好。

B. 成人自我状态的特点是一套适应当前现实的自主的感觉、态度和行为模式。由于成人自我仍然是三种类型的自我状态中最不为人所知的，因此在临床实践中，最好的描述是，在分离所有可检测的父母自我及儿童自我的元素后，所留下的残余状态，或者更正式地将其视为现今精神器官的衍生物。可以对这种模式做如下简要说明。

现今精神器官是一台部分自动编程的概率计算机，旨在控制处理外部环境的效应器。它有一个特殊的特性，即它在每个时期的能量状态，都由计算的概率与实际结果的接近程度来决定。这种能量状态表示为放电或过载。（例如，绿灯表示愉悦、满足或钦佩的体验；红灯则是"挫折"、失望或愤慨的体验。）在不同的概率条件下，这种特征描述性地解释了"掌握的本能"，及对于追求责任、可靠、真诚和勇气等品质的欣赏。有趣的是，这四种性质中的每一种都可以简化为一个简单的概率陈述。

根据四个诊断级别，成人自我被认为是有组织的、适应性强的和聪明的，并且基于自主的现实检验，成人自我被体验为与外部环境的客观关系。在每种情况中，都必须适当地考虑过去的学习机会所得之结果。一个非常年轻的人或一个农民的成人自我，可能会做出与受过专业训练的工人截然不同的判断。标准不在于判断的准确性，也不在于反应的可接受性（这取决于观察者的当地文化），而在于信息处理的质量以及这个人对于可用信息的使用。

C. 儿童自我状态是个人童年时期遗留下来的一组感觉、态度和行为模式。同样的，行为诊断通常首先根据临床经验来进行。如果那组特定的行为模式最有可能是由表现得像父母一样的人所引出，那么社交诊断就能确立。如果诊断是正确的，它也会被童年早期类似感受和行为的记忆所证实，这是历史性的确认。然而，决定性的现象学验证，只有在个体能够以几乎没有减损的、完全的强度重新体验整个自我状态时，才能确立这个诊断。如果他能够在清醒状态下，重新经历那个创伤性时刻或固着的时刻，那么这就是最有效和戏剧性的，而这也给治疗师和病人带来很强烈的信念，这就是治疗过程中的一个关键步骤。

儿童自我会以两种形式中的一种展现。适应的儿童自我会表现出在父母影响的支配下产生的行为，例如顺从或退缩。自然的儿童自我则表现出自主的行为形式，例如叛逆或自我放纵。它与自主的成人自我的不同，表现为前者具有古老的心理过程以及不同类型的现实检验。"健康"的儿童自我应该具有的功能是，激发成人自我的信息处理和编程能力，为自己获得最大的满足感。

到这个时候，对第一度（first-order）结构分析无法处理的关于自我状态的问题和可能性，认真的读者无疑会有很多疑问。希望稍后在进行第二度和第三度结构分析时，某些问题能得到解答。

— 注 记 —

关于恩纳特先生和他的污秽的直觉，构成了一个自我形象（ego image），一幅童年自我状态的清晰画面。在大多数情况下（至少在最初），治疗师将不得不满足于一个不那么具有启发性的自我象征（ego symbol）（"他看起来像一只被抓到在地毯上闯祸了的小狗"），或一个仅是描述性的自我模型（ego model）（"他是一个紧张、充满诡计、肛门失意的年轻人"）。[8] 证据表明，自我模型是观察者的成人自我的产物，而自我形象则来自其儿童自我的一个特殊关注。[9]

对于迪克先生两次智力测试结果的相似性，我更愿意做如下的解释。心理学家大卫·库普弗博士执行智力测验的经验很熟练。即使迪克先生处于精神分裂症的混乱状态下，他也能够在施测期间引导迪克先生的成人自我重新贯注。无论迪克先生的临床"状况"如何，一旦成人自我重新贯注了，他就会发挥最佳功能。因此，他在精神分裂期间的表现与康复时一样好，因为他的成人自我在任何时候都有完整的结构。它在特定情况下是否起作用，取决于其贯注状态如何。

迪克先生在治疗结束后出席了蒙特雷半岛精神病学临床会议。在场人士都同意心理学家的观点，即（1）迪克先生的"智商"低于平均水平；也同意治疗师的观点，即（2）迪克先生最近患有精神分裂症和（3）他现在病情好转；还同意病人本人的观点，（4）他的康复是"由于"治疗，并且（5）他对自己的人格结构有很好的了解。迪克先生之前去看过另外两名治疗师，但没有任何改善。其他人都尝试了不同的"家长式"方法，而作者则坚持使用结构分析。他没有尝试要保护或劝告这个困惑的精神分裂症儿童自我，而是集中精力尝试对病人完整的成人自我进行去污染和重新贯注。

停止治疗两年后，迪克先生的成人自我仍然保留着人格的执行力，他在社交和职业上都取得了进展，作为一个联邦许可的工程技术人员，他的智力能运作到以前的最佳水平。

最近，来自旧金山的、协助弱智儿童的玛拉·沙普斯证明，"智商"在60～80分的成年人，可以理解并有效地应用沟通分析。他们在庇护工场成立了一个团体，目的是使这些人能够获得并维持外部就业。第一年年底，91%的团体成员完成了这一目标，并有意识地、正确地在就业情况中运用"社会控制"，还在团体会议上分析了他们与人的沟通。[10]

关于计算机与大脑功能之间的关系的文献非常多，感兴趣的读者可以通过 N. 威纳（N. Wiener）和 W. R. 阿沙比（W. R. Ashby）的作品找到这些文献，如参考文献第11篇。[11] 现今精神器官的"能量状态"暗示了像是蔡加尼克（Zeigarnik）效应的表现。[12]

自我状态与荣格理论的人格面具（persona，这也是一种行为的、社会的和历史的现实，且在现象学上不同于角色扮演）之间的关系，仍有待研究和澄清。作为一种特别的态度，人格面具的概念与埃里克森的认同概念有所不同。这三者之间的差异——人格面具、角色和认同——似乎取决于自我、执行者和环境中的人之间的关系，到目前为止似乎是结构上的问题，也是沟通上的问题；也许与一般的"适应"及特别的"顺从"之间的区别有关。

在结构分析看来，目前似乎最好将"青少年"视为一个结构性问题，而不是一个单独的实体或自我状态。

安得卡医生的态度说明了角色和自我状态之间的区别。他在扮演成年人的角色，但他的自我状态是父母（他的父亲）的自我状态。他扮演了一名医学协同治疗师的角色，但关键的现象是他的傲慢。因此，他被称为家长式式的伪成年人。

从精神分析的早期开始，姿势、手势、隐喻和说话习惯一直是一个重要的研究课题。费尔德曼最近收集并讨论了许多关于使用陈词滥调、刻板用语、感叹词、手势和其他行为习性的非常有趣的临床案例。[13] 在福勒（Fowler）所著的《现代英语用法》（*Modern English Usage*）一书中，记载了一段关于"幼稚"和"孩子气"之间的差异的有趣讨论。

── 参 考 文 献 ──

[1] Berne, E. "Concerning the Nature of Diagnosis." *Internat. Record of Med.* 165: 283–292.1952.

[2] *Idem.* "Primal Images and Primal Judgment." *Loc. cit.*

[3] *Idem.* "'Psychoanalytic' vs. 'Dynamic' Group Therapy." *Internat. Jnl. Group Psychother.* 10: 98–103.

[4] Piaget, J. *Loc. cit.*

[5] Darwin, C. *Expression of the Emotions in Man and Animals.* D. Appleton & Company, New York, 1886,

[6] Hall, E. T. "The Anthropology of Manners." *Scientific American* 192: 84–90, 1955.

[7] Pei, M. *The Story of Language.* J. B. Lippincott Company, New York, 1949.

[8] Berne, E. "Intuition V: The Ego Image." *Psychiat. Quart.* 31: 611–627, 1957.

[9] Berne, E. "Intuition VI: The Psychodynamics of Intuition." *Psychiat. Quart.* (In Press.)

[10] Schapps, M. R. *Reaching Out to the Mentally Retarded.* Read at the 86th Annual Forum of the National Conference on Social Welfare, San Francisco, May 26, 1959. 91% is a later figure than that cited (63%) in her paper.

[11] Jeffress, L. A., ed. *Cerebral Mechanisms in Behavior.* The Hixon Symposium.

John Wiley & Sons, New York, 1951.

[12] Zeigarnik, B. "Uber das Behalten von erledigten und unerledigten Handlunger." *Psychologishe Forschung* 9: 1–86, 1927. Discussed at length by K. Lewin, *Field Theory in Social Science*, Harper & Brothers, New York, 1951.

[13] Feldman, S. S. *Mannerisms of Speech and Gestures in Everyday Life*. International Universities Press, New York, 1959.

第二部分

社会精神病学和沟通分析

第八章

社 交 互 动

社会接触理论

人类的精神是否有能力保持自我状态的一致性，似乎取决于不断变化的感官刺激流动。这一观察形成了社会精神病学的心理生物学基础。在结构方面来看，为了确保现今精神器官和古老精神器官的完整性，这些刺激是必要的。如果刺激的流动被切断或变得单调，那么会发现现今精神器官逐渐变得杂乱无章（"病人的思考受损"）；这会使潜在的古老精神活动显露出来（"他表现出幼稚的情绪反应"）；最后，古老精神功能也变得混乱（"他患有幻觉"）。[1] 这是感觉剥夺实验的发现。

斯皮茨（Spitz）[2] 的工作则更向前一步。他的研究指出，婴儿的感觉剥夺不仅会导致心理的变化，还会导致器质性恶化。这说明保持不断变化的感官环境是多么重要。此外，出现了一个新的特殊因素：最重要和最有效的感官刺激形式是由社会交往和身体亲密提供的。因此，斯皮茨说这是"情感剥夺"而不是"感觉剥夺"。

由于人对于长时间孤立或无聊的不堪耐受，于是产生了刺激渴望（stimulus-hunger）的概念，特别是身体亲密所提供的那种刺激。这种刺激渴望在生物学、心理学和社会学的许多层面都与对食物的饥饿相似。营养不良、饱腹感、美食家、时尚主义者、苦行者、烹饪艺术和厨艺之类的用语，很容易从营养学领域转移到感觉相关的领域。过度填塞与过度刺激有其相似之处，过度刺激可能引起精神能量流动困难，而导致精神上的问题，因为刺激的传送速度太快而来不及被适当地消化处理。在这两个领域中，在供应充足且选择性多样的一般条件下，个人特质会严重地影响所做的选择。

关于刺激选择的基本决定因素问题，现在不是重点。目前，社会精神病学家感兴趣的是那些与古老的经验以及现今精神的判断有关的特质，特别是关于身体亲密以及外在精神的偏见。这些特质会在互动情境中引起不同程度的警觉、猜疑，因此，最终只有在特殊情况下，个人才会对由身体关系所传达之最珍贵的刺激形式，做出直接的回应。大多数情况下，人会选择妥协。他学会了用更微妙、甚至象征性的方式来处理，直到用轻轻点头的方式，在一定程度上可以达到表示认可的目的；尽管他最初对身体接触的渴望可能仍然有增无减，但随着复杂性增加，每个人在他追求互动的过程中，变得越来越个别化，正是由于这些差异使社交互动变得多样且复杂。

刺激渴望向上升华一级就是认可渴望（recognition-hunger），刺激渴望是如此普遍，以至于认可的象征变得非常珍贵，并盼望在人与人之间的每次相会时都能得到交流。故意隐瞒这种渴望会导致一种不当行为，称之为粗鲁，一再出现粗鲁的表现会被认定是对他施加社会制裁甚至身体制裁的理由。自发的认可形式，例如高兴的微笑，是非常受欢迎的。其他动作，如嘘声、鞠躬和握手，往往变得仪式化。在这个国家，有一系列的口语表达，每一步都意味着越来越多的认可和越来越多的满足。这种仪式通常可以概括如下：（1）"你好！"（2）"你好吗？"（3）"对你来说够暖和吗？"（4）"有什么新鲜事？"（5）"还有什么新鲜事？"其中的含义是：（1）有人在那里；（2）有个有感情的人在那里；（3）有个有感情和感觉的人在那里；（4）有个有感情、感觉和个性的人在那里；（5）有个有感情、感觉和个性的人在那里，而且我对他的兴趣不仅仅是一时兴趣而已。

大量的语言的、社会的和文化的结构，都围绕着单纯的认同问题：特殊的代名词、词句变化、手势、姿势、礼物和供品等，都是为了展示对身份和个人的认可。影迷回信是我们的本土产品之一，它可以运用机器提供非个人化且大量的认可；而印刷的、油印的、照相的和个人回复之间的区别，就类似于上述问候仪式的各个步骤之间的区别。这种机械式认可不能使人满足的特性，表现在许多男女演员更喜欢现场剧院而不是电影，即使付出了相当大的经济代价。这是延伸斯皮茨原则之有效性的一个戏剧性例子。

时间结构

然而，仅认可是不够的，因为在仪式结束后，张力开始加剧，焦虑开始出现。社交互动的真正问题是在仪式之后会发生什么。因此，不仅可以谈论刺激渴望和社会渴望，还可以谈论结构渴望（structure-hunger）。人类每天的问题是清醒的时间有何结构。如果他们的时间安排不是为他而设，像在婴儿时期那样，那么他就要自己来，一小时一小时地寻找或建立起一个结构。

对时间进行结构化的一个最常见、方便、舒适和实用的方法就是，通过一个处理外部事物的计划，也就是通常所说的工作。这样的计划在技术上称为活动（activity）；"工作（work）"一词并不合适，因为社会精神病学的一般理论必须承认社交互动也是一种工作形式。在这里对活动这个概念产生兴趣，是因为它成为提供认可和其他更复杂的社会交往的场合。

具体的社交问题以下述形式出现：（1）如何安排时间；（2）此时此地；（3）最大获利；（4）一个人的特质；（5）其他人的特质；以及（6）即时和最终情况的潜值预估。利润就是能得到最大限度的满足。

关于时间结构的操作，可以称为编程（programing）*。编程有三个来源：物质的、社交的和个人的。物质编程（material programing）发生在我们处理外部现实时遇到的变化，在这里我们不予讨论。在讨论问候仪式（greeting rituals）时已经提到了社交编程（social programing）。这一点在所谓的消遣中体现得更清楚，消遣通常采取半仪式化讨论的形式，像是讨论天气、财产、时事或家庭事务等常见话题。

随着人们开始不那么小心翼翼，越来越多的个人编程（individual program-

---

* 也译作程序设定，但编程二字更为简洁，故保留。——译者注

ing）悄悄地进来，因此一些"事件"开始发生。这些事件表面上看起来是偶然的，相关人员可能也会如此描述，但细查究竟，便会发现它们往往遵循一定的模式，而且能将它们进行分类，且其中的顺序实际上受到一些潜规则和规定所限制。根据霍伊尔（Hoyle）的说法，不论是友好或敌对，只要原先的行动继续进行，这些规定就会保持潜伏，但如果有人采取不合规定的行动，这些潜规则就会显现出来，进而发出象征性的呼喊"犯规！"。与消遣相比，这种互动的序列更多地基于个人编程而不是社交编程，可以称之为心理游戏。家庭生活和婚姻生活可能年复一年地围绕同一心理游戏的变化而进行。

消遣和心理游戏是现实生活中真实亲密的替代品。因此，可以把它们看成人与人之间粗浅的联结（engagements）而不是联盟（unions）；实际上，它们是一种令人心酸的游戏（play）形式。

当个人编程（通常是本能的）变得比较强烈时，社会模式和暧昧的限制都开始消退。这种情况可能被看为融合，一种人格之间真正的紧密联结；或者更通俗地说，可以称它为亲密。

因此，无论是否嵌入活动的框架里，社会接触都可以说有两种形式：游戏和亲密。到目前为止，所有社交互动中大部分都是以游戏的形式存在的。

社交互动

社交互动的公开表现被称为沟通。通常这些都是连串着发生的：来自 X 的沟通刺激引起来自 Y 的沟通反应；这个反应变成了对 X 的刺激，而 X 的反应又变成了对 Y 的新刺激。沟通分析关注的是对这些链接的分析，尤其是它们的编程。可以证明，一旦启动了一条链接，如果知道每个相关人物的父母自我、成人自我及儿童自我的特征，那么会产生的序列结果是高度可预测的。在某些情况下，如稍后所要展示的，反过来推论也是可能的：给定初始沟通刺激和初始沟通反应，不仅能推论出后来的互动序列，也可以很有把握地推论关于每一方的父母自我、成人自我和儿童自我的一些特征。

虽然任何类型的社交互动都适合进行沟通分析，但沟通治疗团体是专门为了能最大限度地获取有关每个病人的特殊编程的信息而设计，因为这些编程信息与病人的症状密切相关，而且，除非发生重大事故，否则可以说这些编程决定了他的社会命运。这类团体的特点如下。

1. 由于没有正式的活动，也没有规定的程序，因此没有用于时间间隔的外部结构化来源。因此，所有的编程都被缩小到仅有以下两者间的相互作用，即文化提供的程序以及个人先前的特殊条件决定的程序。

2. 在这里只存在部分的承诺，所以不论撤回做出的回应，还是将病人从团体中撤出，都不会受到制裁。这些责任很少是严重的或是长久的，不像参与桥梁建设等活动或受孕这样的亲密行为所涉及的那样。

从这两个方面看来，这个团体类似于鸡尾酒会等社交聚会，但主要的区别则在以下两个标准。

3. 不过，对决定性的团体结构要有明确的承诺。治疗师是治疗师，而病人是病人，这个角色是不可逆转的。病人付钱给治疗师或遵守他诊所的规则，但治疗师从不付钱给病人。（至少到目前为止，病人不是以治疗师的身份在这里。）

4. 病人不能决定团体的成员从哪里选取，虽然他可能有机会从候选成员群组中选择或拒绝某成员。

在后两个方面，治疗团体和许多具有固定程序的活动团体（例如商业或教育机构）相似，但在前两个标准上是有所不同的。

— 注　记 —

结构渴望。实验主义者非常明确地指出，导致混乱失序的不仅仅是感官剥夺多少的问题，而是结构上的一些缺陷，像是"单调"会导致"无聊"[1]。

鲁滨逊漂流记的故事正好提供了经典的例证，他透过在孤岛上安排时间和地点来避免自己变得混乱失序。[3]鲁滨逊·克鲁索不仅生动地展现了结构饥饿，同时展现了社交饥饿。这幅虚构的景象非常准确地展示了现实生活中被迫隔离的经历，例如：探险家特伦克男爵在马格德堡受监禁的十年，风流才子卡萨诺瓦被监禁在威尼斯的监狱的时期，以及约翰·班扬被关在贝德福郡监狱中的十二年。通过比较好的州立医院病人和坏的州立医院病人的差别，可以说明由刺激的、社交的和结构的剥夺，所引起现今精神器官的能量流动。这种剥夺所能产生的深远影响，显然已被证明是冷酷的领导者在与顽强的对手打交道时，可以使用的最厉害的武器之一。

游戏（play）。游戏并不一定意味着"开玩笑"。事实上，正如休伊金加（Huizinga）[4]清楚地指出，大多数人类游戏都伴随着真正的情感强度。这可以在任何大学校园或桥牌室里观察到。人类社交游戏的要点不是情绪的虚假，而是人的情绪受到调节。当针对不适宜的情绪给予制裁时，这一点就显露出来。因此，这些游戏的严重性可能是致命的，但只有在规则被废除的情况下，社交后果才会是严重的。

有关"这是个游戏"的合约的讨论，请参见贝特森（Bateson）等人的研究。[5]对人类而言，意识层面的"这是个游戏"的约定，常常隐藏着无意识的契约"这不是游戏"。这句话的一个变体是在开玩笑时说的真话，如果说话的人说这话时笑了，他就不能为此负责。同样，有意识的契约"这不是游戏"（例如婚约）可能会隐藏一个隐蔽或无意识的契约"这是游戏"。一个很好的例子是"性冷淡的女人（Frigid Woman）"的心理游戏，它有很复杂但很有次序的相互挑衅和相互指责的序列。公开的合约意味着一个严肃的性结合，但隐秘的合约则是："别把我的性承诺当回事。"这同样适用于某些类型的精神病人在金钱问题上偶尔玩的心理游戏"债务人（Debtor）"。杰克逊（Jackson）和威克兰德（Weakland）[6]仔细地报告了从目前的观点来看，这是一种由"精神分裂症"家庭所玩的险恶心理游戏，称为"双重束缚"。

有趣的是，现代心理学研究的发现和本章所表达的思想，虽然是通过完

全不同的途径得出，但是与克尔凯郭尔对于无聊的一些反思[7]（1843）非
常相似。此外，社会控制作为沟通分析的行为目标，导致了一种选择性的分
离，这似乎是克尔凯郭尔在讨论诸如友谊、婚姻和商业等关系时，在心中所
想的。轻微但重要的分离概念与现今主张双方都"在一起"所造成的压力，
是相对立的。在极端的情况下，可以说可能会有些小吵架，但如果人们没有
成群结队地聚在一起，就不会有战争。这看来不是一个实际的解决方案，但
它是思考战争与和平的一个好的起点。

— 参 考 文 献 —

[1] Heron, W. "The Pathology of Boredom." *Scientific American*. 196: 52-56,
January, 1957.

[2] Spitz. R. "Hospitalism, Genesis of Psychiatric Conditions in Early Childhood."
Psychoanalytic Study of the Child. 1: 53-74, 1945.

[3] Berne, E. "The Psychological Structure of Space with Some Remarks on
Robinson Crusoe." *Psychoanalytic Quart*. 25: 549-567, 1956.

[4] Huizinga, J. *Homo Ludens*. Beacon Press, Buston, 1955.

[5] Bateson, G., et. al. "The Message 'This is Play.'" *Transactions of Second
Conference on Group Processes*. Josiah Macy, Jr. Foundation, New York, 1956.

[6] Weakland, J. H. & Jackson, D. D. "Observations on a Schizophrenic Episode."
Arch. Neur. & Psych. 79: 554-574, 1958.

[7] Kierkegaard, S. *A Kierkegaard Anthology*, ed. R. Bretall. Princeton University
Press, Princeton, 1947. pp. 22 ff.

第九章

沟 通 分 析

引言

透过诊断自我状态、去污染、边界工作和稳固的工作，结构分析适当地掌握了（但不一定是解决了）自我状态间的内部冲突，以便成人自我能够在压力情况下，保持对人格的控制。在仅通过结构分析获得了最大的治疗益处后，有三种方式可供选择：试验性或永久性终止治疗、精神分析以及沟通分析。在塞贡多先生的例子中，双方经过协议选择了试验性终止治疗。从结构上来看，精神分析是在去除儿童自我的困惑并解决儿童自我与父母自我之间的冲突。沟通分析的目的是社会控制，在这种控制状态中，在面对一些有意或无意地试图激活病人的儿童自我或父母自我的其他人打交道时，成人自我能维持作为人格的主导者。这并不意味着在这个社交情境中，只有成人自我是活跃的，而是由成人自我决定，何时释放儿童自我或父母自我，以及何时恢复主导。因此，一位病人可能想着："和昨晚的正式晚宴相比，在这个聚会里，我可以喝上几杯，找点乐子。"后来他可能会想："现在我开始变得松懈了，所以我最好停止喝酒，慢慢冷静下来，即使他们都想逗我要宝呢！"

沟通分析最好在治疗团体中进行；或者反过来说，治疗团体自然的功能就是沟通分析。[1] 结构分析是沟通分析的先决条件，也可以在团体治疗而不是在个人治疗的情境里学习。但是，通常建议先进行两到三次个人的初步会谈。除了收集历史资料等常规事项外，团体治疗前的个人会谈发挥着向病人介绍结构分析的功能。

沟通分析之后是游戏分析，然后是脚本分析。第一个是其他两个的先决条件，否则它们可能退化为一种消遣，而不是被当作适当的治疗程序。要达到社会控制，进行游戏分析是必需的。脚本分析的目标可以称为"生活计划控制"。然而脚本分析非常复杂，经过多次的团体治疗，可能仍无法达到这个阶段，而没有进行脚本分析，也有可能达成基本的社会控制。在特殊情况下，例如社会咨询或婚姻团体治疗，可能需要采用称为"关系分析"的特殊程序。通常正式的关系分析可能会被省略，但每个团体治疗师为了能够做到最好，应该对这个程序有一个清晰的认识，并有一些执行它的经验。

沟通分析

现在，我们要以一个治疗团体为例。这个治疗团体是由年龄在30—40岁之间的家庭主妇组成，每个人都有一个或几个孩子，每周都在精神科医生Q医生的办公室里会面一个半小时。在18个月后团体结束时，从一开始就参加了团体的达芙妮、莉莉和萝西塔成了最老练的成员；随后加入的海瑟妮、霍莉、卡梅莉亚和西西莉则不那么老练。团体里习惯的座位图和时间表如图9.1所示。

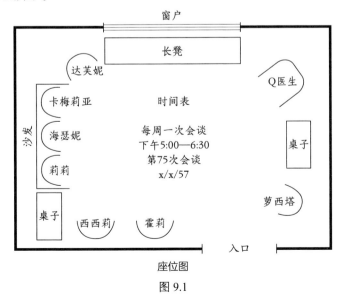

图 9.1

一天，卡梅莉亚按照之前的话题，宣布她已经告诉她的丈夫，她不会再和他发生性关系，他可以去找其他女人。萝西塔好奇地问道："你为什么要这样做？"于是，卡梅莉亚泪如雨下，答道："我这么努力，你却批评我。"

这里有两个沟通，可以用图9.2（a）和图9.2（b）中来表示。这些是在治疗团体开始之前绘制和分析完成的。这两位女士的人格在结构上，以包括父母自我、成人自我和儿童自我的图来表示。第一个沟通刺激是卡梅莉亚谈到关于她对她丈夫说的话。她在她的成人自我状态中讲述了这一段话，团体里的人对这个很熟悉。接下来，萝西塔的成人自我接收到了它并且给了回应（"你为什么要这样做？"），对这个故事表现出一个成熟且合理的好奇。如图9.2（a）所示，沟通刺激是成人对成人，沟通反应也是如此。如果事情一直这样发展下去，对话或许会顺利进行。

萝西塔的提问（"你为什么要这样做？"）现在构成了一个新的沟通刺激，目的是以一个成人自我来与另一个成人自我交谈。然而，卡梅莉亚的回应不是一个成人自我对另一个成人自我的回应，而是一个儿童自我对批评式父母自我的回应。卡梅莉亚对萝西塔的自我状态产生的误解，以及她自己自我状态的转变，导致了一次交错沟通（crossed transaction），并且中断了谈话，现在不得不再进行另一轮沟通。如图9.2（b）所示。

在这种特殊类型的交错沟通中，刺激指向成人自我，而反应却出自儿童自我，这可能是婚姻、工作环境以及社交生活中最常见的误解原因。临床上以典型的移情反应为代表。事实上，这种交错沟通可以说是精神分析技术的主要问题。

当沟通刺激指向成人自我，却是由父母自我给出回应时，就会发生一种逆转的情况。因此，任何人如果问了特洛伊先生一个理性问题，期望得到明智的回答，可能会困惑于他最后得到的是教条的、考虑不周的偏见，好像自己是一个需要被纠正的差劲孩子。这种情况如图9.2（c）所示。（同一个图表做些许的必要修改，可用来表达反移情的反应。）

需要注意的是，在这个图形中，只要向量不交叉，对话就会作为一系列

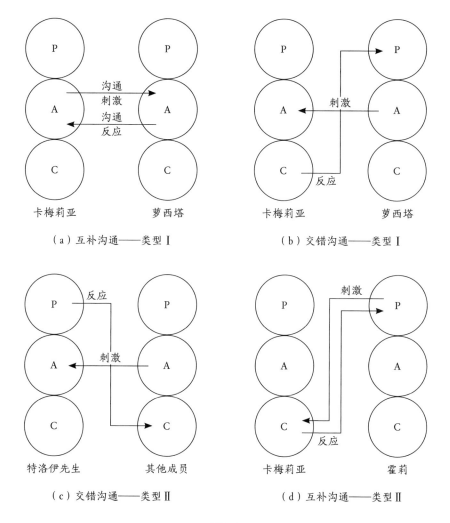

（a）互补沟通——类型 I

（b）交错沟通——类型 I

（c）交错沟通——类型 Ⅱ

（d）互补沟通——类型 Ⅱ

图 9.2

的互补沟通（complementary transaction）顺利进行。一旦出现交错沟通，就会有人感到不安，互补关系（complementary relationship）就终止了。以卡梅莉亚和萝西塔为例，卡梅莉亚泪流满面后，萝西塔什么也没说。然而，霍莉立即开始安慰卡梅莉亚和为萝西塔道歉，就好像她和一个受伤的孩子说话一样。她这段话的开放版本是："别哭，亲爱的，一切都会好起来的，我们都爱你，那个笨女人不是故意这么刻薄的。"卡梅莉亚感激地回应以"自怜"。

这些沟通如图 9.2（d）所示。由于卡梅莉亚的儿童自我现在正尝试得到父母自我的回应，而这正是霍莉给她的，萝西塔最终愤世嫉俗地评论："这样的'爱'可以永远持续下去！"在技术上也是正确的。如果不被外界打断，这种相互的父母自我与儿童自我的沟通会继续下去，直到霍莉或卡梅莉亚厌倦了这些沟通，并改变了自己的自我状态，于是又会有另一个交错沟通，互补关系就会停止。

事实上，这个互补关系被萝西塔的介入终止了，这导致了霍莉的父母自我的崩溃，也激活了她受伤又受惊的儿童自我。在这种状态下，她对卡梅莉亚已经没有用处了，卡梅莉亚随后陷入了沉默退缩。现在轮到治疗师进行干预了。他仔细地估量着情境，能够将所有人都切换回成人自我的层次，以便继续进行上述分析。在此阶段，他自己与团体的沟通恢复到图9.2（a）所示的初始水平。

Q 医生的介入是基于建立社会控制的最终目的。萝西塔是三名相关成员中最老练的，她已经在很大程度上掌握了这一点，当卡梅莉亚开始抗议和哭泣时，她的沉默就证明了这一点。而作为新手的霍莉，立刻就回应了卡梅莉亚儿童自我的提议。萝西塔对治疗团体作为学习体验的目的，有很清晰、理性的理解。她知道卡梅莉亚不会从被安慰中学到任何东西，而霍莉从安慰她之中，也不会学到任何东西。同样的，其他老练的成员达芙妮和莉莉也保持沉默，因为他们知道这是唯一要做的事情。而另外两个新手，海瑟妮和西西莉，因为不知道还有什么事情可做，所以一直保持沉默。

关键是这种事情经常发生在卡梅莉亚身上。在她看来，人们总是误解她，批评她。事实上，正是她自己做出了误解和批评他人的行为。萝西塔正确地意识到，她并没有批评卡梅莉亚，相反的，是卡梅莉亚以眼泪含蓄地批评了她。她通过让自己不被不公平地带入安慰卡梅莉亚并向她道歉的父母角色，保持了成人自我以控制这种情况。她的成人自我得到了强化，因为她清楚地了解到屈服会破坏团体规定的治疗目标。卡梅莉亚不止一次地表现出她善于引起他人的怜悯和道歉。在团体中受过教导的成员，现在开始意识到他们被操纵了，给了她她不应该得到的东西，这小群成员现在的目标是让卡梅莉亚知道自己在做什么。最有效的方法就是不要按着她的要求去做。

他们也开始意识到，霍莉是多么急切地寻求机会能表现父母的样子。因此，卡梅莉亚和霍莉在某些倾向上是互补的，这些互补的倾向，都给她们带来了婚姻的困难。霍莉正要离婚，因为丈夫在剥削她，而卡梅莉亚则因为丈夫误解和批评她而陷入困境。所以，Q 医生对该事件的沟通分析正合所需。在对类似情况一再进行分析的过程中，这两个女士越来越清楚自己在做什么，在团体中和在家庭中越来越能够控制这些倾向，并因此在婚姻状况中得到一些相应的益处。与此同时，这些分析对其他新手也越来越有启发性和说服力，而经验较多的老成员，则在社会控制方面获得了进一步的理解和经验，每一次经验都有助于强化成人自我。所以，对团体中两个成员之间的关系作沟通分析，能使团体中的每个人都受益，而这些益处，早在任何一位成员能够去除儿童自我的困惑或解决潜在冲突之前，就已渐渐累积。

― 注　记 ―

众所周知，治疗团体的治疗程序是很难有效呈现和遵循的。座位图是一定会用的，而黑板是此类讨论的必备品。如果没有座位图，可能没有人会注意到，但是如果提供了一个，则很快就会发现，在座的每个人都在讨论过程中经常查阅它，这足以证明座位图的重要性。此外，它也能自动回答无数个关于团体的物理环境的问题，否则这些问题必然会很耗时。

在此所谈的治疗团体共进行了 18 个月，共 15 名成员，累计出席率为 95%。其中 2 名成员是特殊的，有一位在进行了一次团体治疗后，被转移到了另一个团体。另一个是酗酒者，也是唯一没有孩子的成员。她是第一个和作者进行沟通分析的酗酒者。她无法忍受当其他成员拒绝和她玩"酒鬼"的心理游戏时所引起的焦虑（见第十章）。她要求他们说贬低她的话，但他们坚定拒绝了，在这之后，她没有回来，自愿第四次申请住院接受治疗。

4名成员搬到了其他城市，其中2名当时是精神病病人，他们的病情都得到了很大的改善。另一个暂时退出，并表示很满意。还有一个，维罗妮卡，她觉得受益匪浅，可以系统地尝试改善她的婚姻，于是转到了一个婚姻团体中，和她丈夫一起参加。其他7人认为他们所花费的时间、金钱和精力非常值得，并且可以看到自己和彼此的进步。在这13人中，有4人之前曾接受过一种或多种其他心理治疗，他们能够更清楚地评估从沟通分析中获得了什么，并与之前接受的治疗相较。他们自发的观察证实了作者自己的经验。

—— 参 考 文 献 ——

[1] Berne, E. "Transactional Analysis: A New and Effective Method of Group Therapy." *Amer. Jnl. Psychother*. 12: 735-743, 1958.

第十章

游 戏 分 析

消遣

　　大量的社交活动是由人与人的联结构成的。对于心理治疗团体来说尤其如此，在团体里，活动和亲密都是被禁止或抑制的。而联结有两种类型：消遣和心理游戏。消遣可以被定义为进行简单沟通的联结行动。当情境中有伪装成分时，消遣就变成了游戏。对于那些快乐或有条理的人而言，如果享受能力没有受损，那社交的消遣本身可能足以使人沉浸其中，享受其带来的满足感。对于其他人，尤其是神经症病人，正如它的名字所暗示的那样，这就是一种打发（即构建）时间的方式：直到一个人更了解人；直到这一小时被耗尽；或者在更大的时间范围来看，直到睡觉时间；直到假期到来；直到学校开学；直到治愈即将到来；直到某种形式的恩惠、救赎或死亡到来。从本质上讲，消遣是一种避免内疚、绝望或亲密的方式，是自然或文化提供的一种缓解宁静的绝望的手段。乐观一点说，它充其量只是为了自得其乐的东西，至少它是一种与人结识的方式，希望能与另一个人实现渴望中的相遇。在任何情况下，每个参与者都以机会主义的方式使用它，即从中获得任何主要和次要的获益。

　　心理治疗团体里的消遣，通常是父母式的或成人式的，因为它们的功能是逃避围绕儿童自我的问题。这些治疗团体里最常见的两种消遣是"家长会"和"精神病学"的变体。投射形式的"家长会"是父母式的消遣。它的主题就是一般意义的"犯罪"，可能涉及犯罪的少年、犯罪的丈夫、犯罪的妻子、犯罪的商人、犯罪的当局或犯罪的名人。内摄形式的"家长会"是成人式的，处理关于自己但属于社会能接受的过失："为什么我不能做个好的母亲、父亲、雇主、工人、同事或女主人？"投射形式的座右铭是"这不是很糟糕吗？"；内摄形式的座右铭是"我也是！"。

"精神病学"是成人自我的消遣，或者至少是伪成人自我的消遣。它的投射形式通俗地称为"这就是你在做的事"，它的内摄形式被称为"我为什么要这样做？"在沟通分析的团体中，知识分子可能会玩"我的哪一部分说了这个？"但是，在结构分析的学习阶段过去之后，如果它很明显地被延长为一种分散注意力的消遣时，那么一个老练的团体很快就会发现而制止它。

有些团体则更加谨慎，只玩"闲聊"的变体，比如"通用汽车（General Motors）"（比较车子）和"谁赢了（Who Won）"［两个都是"男性话题（Man Talk）"］；"杂货店（Grocery）""厨房（Kitchen）"和"衣柜（Wardeobe）"［都是"女性话题（Lady Talk）"］；"如何（How To）"（去做某事），（这个要花）"多少钱（How Much）"，"曾经去过（Ever Been）"（去过某个怀旧的地方），"你知道吗（Do You Know）"（某些内容），（老好人乔伊）"后来怎样了（What Became）"，"酒醒之后（Morning After）"（宿醉多严重），以及"马提尼酒（Martini）"（我知道更好的方法）。

团体治疗的初始阶段，适当的消遣是合宜的，但如果团体处置不当，治疗进展可能永远不会超过这个阶段。经验丰富的团体成员非常了解消遣的重要性，他们很快就意识到，消遣很容易在三种情况下再次发生：当新成员加入团队时，当团队回避某事时，或当带领者不在时。在最后一种情况下，如果他们在带领者不在时，继续与助理治疗师或观察员会面，他们可能会在带领者回来时报告："你不在的时候，我们只是玩'家长会'，和'精神病学'罢了，这让我们比以往任何时候都更明白，这是多浪费时间！"即使妈妈的团体——一般可以认为这种团体一开始可能很难放弃"家长会"，最终可能也会有同样的反应。[1]

尽管如此，消遣最初在治疗团体中，确实具有一定的功能，就是为儿童自我的短暂出逃提供一个无伤大雅的场域。它们提供了一个初步的、没有承诺的观察期，在此期间，玩家们可以在比赛开始前先互相排比一番。许多人对这样的试探期心存感激，因为一旦儿童自我投入游戏之中，他就必须承担后果。然而，有些团体会忽略消遣阶段，直接投入游戏过程中。如果有个鲁莽的成员，在没有对其他玩家进行初步调查的情况下，就开始了自己的游戏，那么这种情况便尤其容易发生。这种轻率通常会吸引其他成员。这样的鲁莽不一定是攻击性的问题，而可能是由于儿童自我的冲动、成人自我的损害或父母自我的缺陷而产生。它本质上是缺乏适应力的问题。在场的其他成员可能更具攻击性，但也可能更冷漠、明智或自制。

消遣也许会让治疗团体在压力时期感到舒适些，但从分析的角度来看，它们没有什么价值。它们可能有助于为病人澄清父母自我和成人自我的属性，但是当它们发生时，治疗师的主要任务是在方便的情况下尽快中止消遣，以便成员可以继续他们的游戏。消遣的平庸性表现在以下两个模型中，其分析如图10.1（a）和图10.1（b）所示。

1. "家长会"，投射型。

霍　莉：如果不是因为破碎的家庭，就不会有这么多违法行为。

玉　兰：这不是唯一原因。即使在现在的好家庭里，孩子们也不像
　　　　过去那样被教导要有礼貌。

2. "精神病学"，内摄型。

黛　西：对我来说，这幅画一定象征着玷污。

艾莉丝：在我的情况下，这像是试着取悦我父亲。

心理游戏

配偶之间最常见的心理游戏用通俗的话可以称为"要不是因为你（If It Weren't For You）"，这将用来说明心理游戏的一般特征。

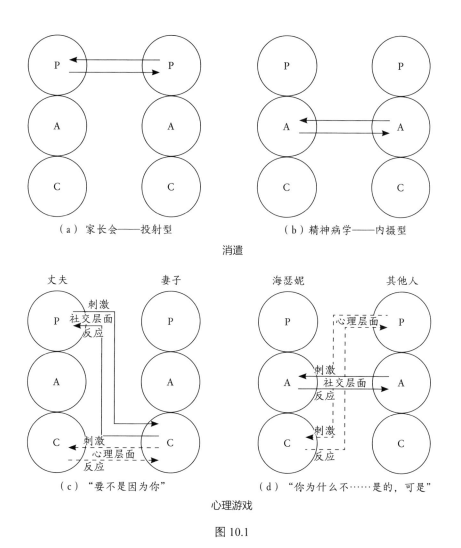

（a）家长会——投射型　　　　　　（b）精神病学——内摄型

消遣

（c）"要不是因为你"　　　　　（d）"你为什么不……是的，可是"

心理游戏

图 10.1

多达太太抱怨她的丈夫不允许她沉迷于任何社交或体育活动。随着她的治疗有所好转，丈夫变得不那么自信，并撤回了他的禁令。然后病人可以自由地扩大她的活动范围。由于她"饥饿"的青春期，她一直想上游泳课和舞蹈课。报名参加课程后，她惊讶和沮丧地发现自己对游泳池和舞池都有恐惧症，不得不放弃这两个项目。

此次需要展现自己的派对澄清了她的婚姻结构。她挑选了一个能给她带来最大的主要获益和次要获益的男人来当丈夫。回想一下，弗洛伊德[2]

描述了疾病如何产生三种可能获益的类型：外在原发的（主要）、内在原发的（主要）和继发的（次要）。这个概念可以扩展到从个人关系中获得的收益。当多达夫人挑选了一个独裁者作为丈夫时，她的外在主要获益是他帮助她避免了恐惧症；内在主要获益是她可以对他说"要不是因为你，我就可以……"，这不仅令人欣慰，而且帮助她处理了潜在的内疚和焦虑；次要获益在于她的地位所带来的物质优势：她"合理"的怨恨使她有能力控制他们的性生活和婚姻的其他方面，并导致他做出让步和赠礼，以补偿他对她的严厉。

但是，由于我们在这里关注的是社会精神病学，因此最相关的获益，是与其他三种类型不同的获益，那就是社会获益。"这种情境如何影响个人的时间结构？"这个问题的答案，正好能描述社会获益。多达太太通过引诱她的丈夫（如果他需要任何诱惑）实施禁令来设置她的游戏。除了能促成上面提及的目的之外，这些禁令还能不断激发新的怨恨。每当缺乏活动或亲密关系受到威胁时，这种怨恨就提供了一种替代方式，用"要不是因为你"游戏那没完没了的攻击和反击来填补时间。此外，这也使多达太太在女性社交圈中处于有利的地位，借着进行另一个衍生的消遣"要不是因为他"，她可以随时带着满足感和成就感参与她们的谈话中。所以，她的婚姻关系不仅提供了保护、控制和特权（弗洛伊德的获益），而且提供了玩"要不是因为你"和"要不是因为他"游戏的特权。作为一个重要的副产品，多达家孩子们的情感教育，也包括在这些心理游戏中，他们在游戏里获得了密集的实地课程，最终全家人都能够并且确实熟练又频繁地沉迷于这项消遣里。

第五种获益是生物性获益，它源于双方以某种方式相互刺激来消除彼此的孤立，而不管刺激的方式或内容如何。

在这种情况下，多达先生的获益只能通过猜测而知，因为他没有接受治疗；这个游戏中的男性伙伴，通常不是那种会在精神病学领域寻求解决方案的类型。然而，根据类似婚姻的经验可以推测，其内在主要获益是虐待狂或反恐惧症；外在主要获益与他妻子的一样，就是透过激起拒绝来避免没有自尊的性亲密；他的次要获益是能窝在狩猎小屋或酒馆的自由；而他的社会获益是"没人了解女人"的消遣。

对所有相关的人最有启发意义的，就是对心理游戏进行沟通分析。沟通可分为三种：互补的、交错（交叉）的和隐藏的。前面已经讨论过结构良好之关系的互补沟通，及结构不良之关系的交错沟通。在消遣中，沟通是互补的；因此在这种情况下，关系结构良好，相对简单，只要它受到获益的适当激励，就可以无限期地进行下去。在游戏中，关系的结构也良好，没有交错，但沟通却是隐藏的，而且同时发生在社交和心理两个层面。"要不是因为你"的分析如图10.1（c）所示。在社交层面，范式如下。

> 夫：你留在家里看家。

> 妻：要不是因为你，我可能会玩得很开心。

这里的沟通刺激是父母自我对儿童自我，反应是儿童自我对父母自我。在心理层面（隐藏的婚姻契约），情况就大不相同了。

> 夫：我回家的时候你一定要一直在。我害怕被遗弃。

> 妻：如果你都助我避免那些令我恐惧的情况，我会的。

这里的刺激和反应都是儿童自我对儿童自我。在社交和心理两个层面上都没有涉及交叉，所以只要有良好的动机，游戏就可以无限期地进行下去。因此以沟通来说，游戏可以定义为一组隐藏的沟通。从描述上来说，它是一组反复出现的沟通，经常是重复的、似是而非、有隐藏动机的；或者更通俗地说，是一系列带有圈套或噱头的动作。

在各种派对和团体中，包括心理治疗团体，最常见的游戏是"你为什么不……是的，可是"。

> 海瑟妮：我丈夫从来不能把任何东西修好。

> 卡梅莉亚：他为什么不参加木工课程？

> 海瑟妮：是的，可是他没有时间。

> 萝西塔：你为什么不给他买些好的工具呢？

海瑟妮：是的，可是他不知道如何使用。

霍　莉：你为什么不让木匠来修理你的房子？

海瑟妮：是的，可是那要花很多钱。

艾莉丝：你为什么不按照他的方式接受他做的事情？

海瑟妮：是的，可是它可能会整个倒下来。

"你为什么不……是的，可是"的心理游戏，可以由任何人随时开始。一个玩家，姑且称为"它"吧，"它"提出了一个问题，其他人开始提出解决方案，每个人都以"你为什么不……？"来开始。对于每一个回应，"它"都以"是的，可是……"来表示反对。厉害的玩家能一直不断地和其他人对峙，直到他们都放弃，于是"它"就获胜了。例如，在萝西塔和治疗师打断这个游戏之前，海瑟妮已经成功地推翻了十几个解决方案。

由于所有的解决方案，除了极少数例外，都被拒绝了，因此很明显，这个游戏肯定有某些隐而未现的目的。"你为什么不……是的，可是"这个游戏中的"钩"就是，游戏不是为了表面上的目的（成人自我寻求信息或解决方案）而是为了让儿童自我放心和满足。单单看对话的文字，可能像是成人自我的呈现，但在实际的现场里可以观察到，"它"呈现了自己是一个不足以应付这种情况的儿童自我；于是，其他人转化成了神圣的父母自我，渴望为无助的人分享他们的智慧。这正是这样的玩家想要的。因为"它"的目的就是使这些父母自我一个接一个地感到困惑。该游戏的分析如图10.1（d）所示。游戏可以进行得下去，是因为在社交层面上，刺激和反应都是成人自我对成人自我的，而在心理层面上，它们也是互补的，父母自我对儿童自我的刺激（"你为什么不……"）引发了儿童自我对父母自我的回应（"是的，可是……"）。在心理层面上，双方可能都是无意识的。

对于海瑟妮持续进行的游戏所做的解释，是很有启发性的。

海瑟妮：是的，但整个东西可能会倒下去。

治疗师：你们怎么看这件事？

萝西塔：我们又开始玩"你为什么不……是的，可是……"的游戏
　　　　了。你认为这个时候我们应该看得更清楚了。

治疗师：有没有人提出过任何你没有想到的建议呢？

海瑟妮：不，他们没有。事实上，他们建议的所有内容我几乎都试
　　　　过了。我确实给我丈夫买了一些工具，他也确实参加了
　　　　木工课程。

治疗师：有趣的是，海瑟妮说他没有时间参加课程。

海瑟妮：嗯，在我们谈话的时候，我没有意识到我们在做什么，但
　　　　现在我看到我在玩"你为什么不……是的，可是"的游
　　　　戏，所以我想，我仍然想证明，没有父母可以告诉我任何
　　　　事情。

治疗师：可是你让我给你催眠或给你注射催眠药。

海瑟妮：你，是的。但是没有其他人能告诉我该怎么做。

　　　特瑞克太太明确说明了这个游戏的社会获益（时间结构），她的主诉是
恐红症。和通常的情况一样，特瑞克太太可以在她的任何游戏中转换角色。
就目前而言，她同样擅长扮演"它"或其中一位圣人，医生曾在某次个别会
谈中与她讨论了这一点。

　Q 医生：如果你知道这是一个饵，你为什么要玩它？

特瑞克：如果我在和某人说话，我必须一直想着要说的话。如果我
　　　　不这样做，我会脸红。除了在黑暗中。

　Q 医生：你为什么不在黑暗中脸红？

特瑞克：没有人能看见你，脸红有什么用？

　Q 医生：这个我们以后再讨论。如果你停止在团体中玩"你为何
　　　　不"，那会是一个很有趣的实验。我们可能都会学到一些
　　　　东西。

特瑞克：但我无法忍受片刻平静。我知道，我丈夫也知道，他总是

>　　　　　　这样告诉我。
>
>　Q 医生：你的意思是，如果你的成人自我不忙，你的儿童自我就会
>　　　　　趁机出现让你感到尴尬？
>
>　特瑞克：就是如此。所以如果我能一直给某些人提建议，或者让他
>　　　　　们给我提建议，那我就没事了。我被保护了。你知道，脸
>　　　　　红不再困扰我了。只要我的成人自我主导着，我就可以
>　　　　　推迟尴尬的发生，当它真的发生时，也不会像以前那样
>　　　　　让我感到惊慌失措。

特瑞克太太在这里清楚地表明，她害怕没有结构化的时间。只要成人自我可以在社交场合保持忙碌，同时心理游戏也为成人自我功能提供了适当的结构，就可以防止尴尬、性兴奋的儿童自我出来展现自己。但是必须有适当的动机来引发游戏，才能维持住她的兴致。至于她要选择哪个特定游戏，则受到经济原则的影响：这个游戏能产生最大的内部和外部获益，其与儿童自我关于身体被动性的冲突有关。她能以同样的热情扮演着，或者是无法被支配的精明的儿童自我，或者是贤明的父母自我，可以支配其他人的儿童自我；或者更确切地说，谁都不能主宰她。由于"你为什么不……是的，可是"的基本原则就是——永远不接受任何建议，因此父母自我永远不会成功。这个游戏的座右铭就是："不要惊慌，父母自我永远不会成功的。"归根结底，这指的是在幼儿时期对实际父母的一种矛盾的双性恋态度。

其他常见的游戏有"倒霉的笨蛋（Schlemiel）""酒鬼""木头腿（Wooden Leg）""吵闹（Upoar）""这不是很糟糕吗？""都是你害的（You Got Me Into This）""我又犯老毛病了（There I Go Again）""你和他斗吧（Let's You And Him Fight）"。游戏名称是选择的（或经常由病人自己命名的），为了有令人信服的清晰度，这在技术上是可取的，并且在治疗上是有效的。每个游戏的描述，都以类似国际象棋或棒球等正式比赛的方式呈现。白方起手，哨声响起，东边开球，将球掷出，等等，每一个动作都相似于社交游戏中的起始

动作。X 的刺激之后，是 Y 的程式化反应，在那之后 X 做出刻板的第二步。经过一定数量的移动后，游戏以一个独特的结局结束，这相当于将死或触地得分。因此，游戏不是一种态度，也不是一种消遣，而是一组以目标为导向的剥削性互补沟通。

"倒霉的笨蛋"提供了一个令人信服但危险的机会，可以了解如果游戏被中断会发生什么。在这个游戏中，玩家"它"打破东西、洒了东西、制造各种乱七八糟的状况，每次都说："对不起！"典型情况里的动作如下。

1. 怀特把鸡尾酒洒在了女主人的晚礼服上。

2. 布莱克最初的反应是愤怒，但他感觉到（通常只是模糊地），如果表现出来，怀特就获胜了。于是布莱克打起精神来，这给了他自己胜利的错觉。

3. 怀特说："对不起！"

4. 布莱克喃喃着原谅，这加强了他获胜的错觉。

　　在香烟烧了桌布、椅子腿扯破花边窗帘以及把肉汁洒在地毯上之后，怀特的儿童自我很兴奋，因为他发泄了自己的肛门攻击性，而且得到了原谅。而布莱克则表现出痛苦的自我控制。因此两人都从不幸的处境中获利，布莱克也不一定急于终止友谊。应该注意的是，与大多数游戏一样，无论哪种结局，侵略者怀特都是获胜方。如果布莱克表现出他的愤怒，怀特可以在他的怨恨中感到"有道理"。如果布莱克克制自己的生气，怀特就可以继续享受他的机会。只有在这类人生游戏中，人才能无论什么结果都获得胜利。

"反-倒霉的笨蛋"由一个鲁莽却老练的玩家扮演，因此：

1. 怀特用脚后跟压碎了婴儿的拨浪鼓。

2. 一直在等待的布莱克，简直是满脸期待。

3. 怀特对布莱克的镇定有些不安，他说："对不起！"

4. 布莱克说："你可以像上次那样，把酒洒在我太太的裙子上，烧了桌布，撕破窗帘，把肉汁洒在地毯上。但请不要说'对不起！'"

5. 现在怀特的肛门敌意已经被公开曝光了，从"社会可接受"的混乱中获得的内部主要获益和被宽恕所带来的外部主要获益都已经从他的身上消失了。现在的问题是，他是否会"砰"的一声关上门或更糟的情况下立即爆发愤怒，或者他是否能控制自己并在稍后再采取报复。在任何一种情况下，布莱克现在已经成为敌人了，而怀特则可能面临着心理经济受到严重干扰的危险。

因此可以看出，虽然对心理游戏的描述，让人想起英国的幽默家[3]，但这里讨论的游戏是严肃的。它们的动态功能是保持心理平衡，它们的受挫会导致愤怒或在沟通分析中称为绝望的状态。（在临床上，这可与抑郁症区分开，与存在的绝望相似。）

"酒鬼"的游戏很复杂，因为在其经典形式中，它是一种四方游戏，各方都从中得到主要和次要获益。在游戏展开的时候，需要一个迫害者、一个拯救者、一个假人以及那个"它"。迫害者通常是异性，通常是配偶，而拯救者是同性，通常是医生。假人大概就是个冷漠的人，他只在需要时提供一些补给，也可能充当本能冲动的被动对象，通常包括性欲冲动和攻击性冲动。这些角色可以浓缩成三方的或两人的游戏，也可以互换。不同群体为这个游戏设定专属的规则，并在他们的文学中定义角色。要成为"它"，就要一个人在早餐前喝一杯等。要成为一个拯救者，就要相信更高的力量等。

玩某种游戏的人，可以扮演该游戏中的任何角色，这个事实解释了救援组织的成功。这样的组织可能非常成功地治好个人饮酒的问题，但不能治愈他们玩"酒鬼"游戏的毛病。发生的情况似乎是，该成员在该特定游戏中切换到了拯救者的角色，而不是扮演"它"的角色了。众所周知，一旦出现需要拯救的人变少了的情况，那么那些被治愈的人"很可能会复发"[4]，用游戏分析的语言来说，这意味着他们在酒鬼游戏中切换回原来的"它"的角色。前酗酒者比不饮酒者能成为更好的拯救者，因为他们更了解游戏规则，并且在应用这些规则方面更有经验。这个游戏在这里被称为"酒鬼"而不是"酒精成瘾"，因为在某些情况下，它可以在没有酒瓶的情况下进行。也就是说，有些人不是酒精成瘾者，他们玩的基本上是相同的四方游戏。

人们普遍认为，救援组织（尤其是匿名戒酒会）提供了最好的戒酒机会，比团体心理治疗等其他方法好。酗酒者似乎并不觉得一般的心理治疗团体有吸引力，原因也不难找。如果记住，一个群体的基本好处是帮助个人以这种获得最大收益的方式安排他的时间，那么就很容易理解，每个人都会寻找在这方面最合适的群体，最初承诺能提供最好的机会，来玩他最有兴趣的游戏的团体。如果他在这个任务上感到挫折，他会从团体中退缩。因此，如果病人可以在那里玩他们最喜欢的游戏，或者如果他们能看到学习"更好"游戏的机会，他们就会留下来；如果他们感到沮丧，他们就会退出心理治疗团体。一个酒鬼发现在一群普通的神经症或精神病病人中建立自己的特殊游戏并不容易，而且由于他忍受挫折的能力是出了名得低，他很快就会退出了。

根据这个原则，只有在两种情况下，他才能留在一般团体中：治疗师不知道酗酒者成功地操纵了团体，在这种情况下，病人将无法获得长久的治疗益处；或者治疗师有足够的技巧来帮助酗酒者忍受他的挫折，直到可以触及深层的冲突。而第三种选择则是成功的选择，即让一群都在玩酒精游戏的人组成团体。

在病人学会社会控制并放弃主要游戏后，最常见的问题之一是："那我该怎么办？"即"我现在如何安排我的时间？"随着时间的推移，自然的力量能解决这个问题，通过允许儿童自我想出一些比原本的游戏更自然和更有建设性的表达形式，病人能感到惊讶和高兴。这并不是说社会控制是一种治疗方法，但在有利的情况下，它会带来一定的改善。当然，治疗师过于热心地为旧病人提供新游戏当然是不可取的；他必须坚持安姆布劳伊斯·佩尔医生的座右铭："我治疗他，但上帝治愈他。"这句话可以是以下主张的序言，一些被"治愈"的酗酒者，在社会上倾向于表现得相当中立。那是因为他们很难知道"那要做什么呢"。由于在大多数情况下，他们会转移角色而不是放弃游戏，他们无法自由地寻找新游戏，因此很难与非同类的人打交道。

"木头腿"是心理治疗中的一个重要游戏，特别是因为它变得越来越和文化产生共鸣。它是精神错乱的法律辩护的存在等值物，它确实就是"木头腿"的专业版本。就像对恐惧症的精神分析一样，沟通分析更是一种行动的疗法；或迟或早，病人必须到达能够真实地去乘地铁、过桥或乘电梯的程度；在进行这种对抗之前，分析不可能永远持续下去。沟通分析喜欢宜早不宜迟，而有时会倾向"先去做必要做的事，然后再来分析问题"的立场。病人可能会用某种等值于精神病的"你对一个带着'木头腿'的人能有什么期望？"这样的话来回答，例如"可是我不能，我是神经症"。

实际上，治疗师所要求的，只是病人在准备好时使用他所学到的知识。许多神经症病人保持着一种错觉，他们必须等到治疗结束，得到某种文凭，才能开始生活在这个世界上，而治疗师的职责之一，就是与这种惰性斗争，如果情况是那样的话。习惯阅读流行或技术性精神病学文章的人，可能会玩更复杂版本的"木头腿"游戏，他们会说："但如果我这样做（指以行动改变），那么我将无法分析它。"

通常需要相当多的临床判断，才能确定病人是否真的没有准备好，或者正在玩"木头腿"。在任何情况下，治疗师都应该只在某些情况下才处置"木头腿"游戏：同一病人每三个月不超过一次；只有当治疗师确定病人会听从他的建议时；并且仅当建议是由成人自我而不是父母自我提出时。在大多数情况下，病人会将其理解为父母自我，但重要的是，治疗师本人和团体的其他成员（如果有的话），都能清楚识别该处置方法的本质是由成人自我做出的。特殊类型的"木头腿"特别容易引起那些敏感的治疗师之父母自我的反移情：自认智力有限的病人可能会引发治疗师的势利心态；声称健康不佳的病人，可能会引发他们的同情或不安全感；自称为少数群体成员的病人可能会引发他们的偏见。以下逸事说明塞贡多先生的游戏里的不一致，及其当代社会学意义。

塞贡多先生吹嘘说，他通过请来一位精神科医生作为专家证人，为他的一位客户赢得了无罪释放。那个委托人因严重失职而受审。精神科医生做证说，该男子在法律上是神智正常的，但他来自破碎的家庭，只是出于对妻子的爱而犯下罪行，因为他非常需要她。他的证词非常有说服力，再加上塞贡多先生的辩护，陪审团就放过那个人了。

塞贡多先生随后讲述了他个人如何起诉一个让他在商业承诺上遭受损失的人。经调查发现，该被告也来自破碎的家庭，需要钱来安慰他的妻子，等等。但这并没有阻止塞贡多先生继续提起诉讼。

在沟通分析中，可靠性或承诺被视为成人自我固有的社会品质。因此，就其成人自我的功能而言，病人应该是可靠的，并且在某特定时间里，他能够在一定范围内发挥功能。当治疗师在进行"反-木头腿"处置时，这是基本的原理，病人也理解这一点。如果治疗师很小心，这个操作应该不会出现任何困难。在笔者的经验中，没有一个病人因为"反-木头腿"的处置而退出治疗、受到伤害或陷入混乱的移情状况里。以结构来看，这个立场基于的前提是：儿童能从经验中学习，因此应该鼓励个人尽早在世界上生活得很好。这个前提连同另一个声明指出，每个成年人，无论多么困惑或功能恶化，都有一个完全成形的成人自我，在适当的条件下，可以重新贯注能量，这是更乐观的、在实践中似乎也比传统的观点更有效果的看法。

在其他特别提到的游戏中，"吵闹"的大响声与砰地甩门，是经典的防御性威胁的游戏，例如父女之间或夫妻之间的性威胁，它通常是"性冷淡的女人"（"你想的只有性"）游戏之挑衅－拒绝－投射的最后阶段。孤独的手术成瘾者玩"这不是很糟糕吗？"玩得最冷酷也最痛苦。"都是你害的"是一场关于金钱、性或犯罪的两人游戏，在易受骗的人（你）和那个"它"（我）之间进行；在这场游戏中，谁被抓住谁就是赢家。它的反面游戏是"我又犯老毛病了"；在这里，容易上当的人（我）是"它"，而表面上的赢家是挑衅者。在"都是你害的"的游戏中，"我"通常是个男人，而在"我又犯老毛病了"的游戏中，"我"通常是个女人。"你和他斗吧"本质上是一个女性化的游戏开场白，可以以任何严重程度来进行游戏，从鸡尾酒玩笑到凶杀都可能。

很明显，游戏可以用很多不同方式来分类。从病理组织学上来说，"倒霉的笨蛋"是强迫症，"都是你害的"是偏执，而"我又犯老毛病了"是抑郁症。从区域上看，"酒鬼"是口腔的，"倒霉的笨蛋"是肛门的，而"你和他斗吧"通常是性器的。它们也可以根据使用的主要防御方式、玩家人数或"筹码"进行分类。正如一副纸牌、一对骰子或一个球，可以分别用于许多不同的游戏一样，时间、金钱、文字、笑话、身体部位和其他"筹码"也可以用在这些游戏上。

游戏与操作不同，后者属于亲密的范畴。根据定义，游戏必须通过隐藏的沟通涉及一个圈套或"钩"。而操作是直接的沟通，单纯的是某人在社交上所做的事情，例如寻求安慰并得到它。只有当个人表现出自己在做其他事情而实际上却是在寻求安慰，或者为了让对方在某种程度上感到不舒服而要求安慰，然后拒绝它，这才成为一种心理游戏。

游戏分析不仅具有理性功能，还为严肃的个人或团体心理治疗过程提供了生动的趣味。虽然它不应该被减损成娱乐目的，并且必须以最正确的方式处理，但它给许多参与者带来了明显的乐趣，这是额外的好处，认真的治疗师应该对此心存感激，而不必抱怨。

— 注 记 —

经常有人向我要游戏的清单。由于需要长时间的观察才能清楚游戏的名称、基本动作和动机，因此这是一个很难满足的要求。对于游戏的研究还处于积累和流动变化的阶段。两个乍一看不同的游戏，在提炼本质的时候，往往会发现是一样的；听起来相似或相同的游戏最终可能会在本质上完全不同。各种游戏之间的相互关系就更加难以厘清。就连某个游戏是不是某种脚本的必要成分这一基本问题，也尚未得到圆满的验证。到目前为止，只有对俗称为"小红帽"的人生计划的脚本在这方面进行了研究，并且正如人们预料的，所有这些女性都扮演"你和他斗吧"的游戏，以及其他两三个游戏。但是其他类型的女性也会玩“你和他斗吧”的游戏。无论如何，需要另一本书来充分描述迄今为止已知的所有游戏。因此，除了已经提到的那些之外，以下列表也是部分的和临时的。

1. “你能拿我怎么样（Do Me Something）”。（肛门固执的“木头腿”）。
2. “骚扰（Harass）”（“既然我现在把生活弄得太复杂了，我可以放弃了”）。
3. “我没有错（I Am Blameless）”（平淡的免责声明）。
4. “你也害了你自己（You Got Yourself Into This）”（激烈的免责声明）。
5. “丝袜游戏（The Stocking Game）”（“看，我的丝袜破了……我没有意识到我在挑衅”）。这里出现了变化的问题。一些女性指出她们的乳房有缺陷。
6. “挑逗（Ropo）”（“你是什么意思，我诱惑了你，你强奸了我，我在抱怨”）。这儿有个阶段性的问题。在最被社会接受的形式中，获益是从诱惑本身得到的，而拒绝则单纯地表示游戏已经结束。这是第一阶段。在“挑逗”的更恶毒的第二阶段，诱惑是次要的，真正的踹脚的快感是从拒绝中获得。在最恶毒的第三阶段，可能以丑闻、凶杀或自杀收尾，获益则是从实际被“强奸”中得到。
7. “现在我逮到个狗娘养的（No I’ve Got the Son of a Bitch）”［有时是“债务人”或“债权人（Creditor）”的变体］。这是激烈程度的问题。“债权人”作为激烈游戏的意义不言而喻。而对“债务人”的激烈游戏，如果债权人超过了债务人自动设定的收款限额，那么债务人的获益来自“正当理由”。（“收款机构，好的。但我会让他打电话给我的雇主。”）

费尔德曼博士关于“全面解释”[5]的文章对“精神病学”游戏有非常好的描述，其中现在的分析师，现在的被分析者，做了游戏的开场。在沟通分析中，治疗师或病人会挑出沟通中古老的元素，在分析师或被分析者的早期历史中，寻找游戏本身的遗传起源，而不是跟着费尔德曼博士寻求内容的“真实解释”。

将隐藏沟通中的两个层次称为"社交的"和"心理的",这在科学上可能不是无懈可击的,但这些是最有说服力、最清晰、最方便的术语,无须通过利得尔(Liddell)和斯科特(Scott)来创造新词。

我多年前第一次注意到一个现象,当没有更多的酗酒者需要被拯救时,匿名戒酒会团体会解体。[6]虽然在这件事上比我更有经验的享德瑞克·林德特(Hendrik Lindt)博士私下告诉我,他的观察是理智的,但此结论并不确定,可能有待商榷。

从历史上看,曾经存在过的最复杂的游戏是"奉承者(Courtier)",司汤达在《帕尔马修道院》(*The Charterhouse of Parma*,Stendhal)一书中对其进行了精致完美的描述。

生物学获益则指向了斯皮茨关于情感剥夺婴儿、感官剥夺实验以及最近关于受虐行为的研究方向。研讨会上它被通俗地称为"安抚(stroke)"。因此,问候仪式可以被描述为"两个安抚的仪式""三个安抚的仪式"等。

——参 考 文 献——

[1] Berne, E., Starrels, R. J.,& Trinchero, A, "Leadership Hunger in a Therapy Group." *Arch. Gen. Psychiat.* 2: 75-80, 1960.

[2] Freud S. "Fragment of an Analysis of a Case of Hysteria." *Collected Papers*. Vol. III.

[3] Potter, Stephen. *Lifemanship*. Henry Holt & Company, New York, 1950. Also his *Theory and Practice of Gamesmanship*.

[4] Berne, E. *A Layman's Guide to Psychiatry and Psychoanalysis*. Simon & Schuster, New York, 1957.

[5] Feldman, S. S. "Blanket Interpretation." *Psychoanal. Quart.* 17:205-216, 1958.

[6] Berne, E. *The Mind in Action*. Simon & Schuster, New York, 1947.

第十一章

脚本分析

比起心理游戏，"脚本"是更大、更复杂的沟通片段的组合。脚本属于移情现象的领域，也就是说，它们是婴儿的各类反应和经验的衍生物……或更准确地说，是改编。但是脚本不是单纯地处理移情反应或移情处境；它乃企图以衍生形式重复整个移情戏剧的尝试，[1]经常分成几幕，就像戏剧的剧本一样，这些剧本就是这些童年原始戏剧的直观艺术性衍生物。在操作上，脚本是一组复杂的沟通，本质上是重复的，但不一定是完全重复，因为完整的演出可能需要整个生命的时间。

一个常见的悲剧脚本基于一个拥有拯救幻想的女人，她一次又一次地嫁给了酒鬼。脚本的中断，就像心理游戏的中断一样，令人感到绝望。由于脚本要求对酗酒的丈夫给予魔法般的治愈，但这一点没有实现，于是导致了离婚以及女人的再次尝试。许多这样的女性是由酗酒的父亲抚养长大的，因此并不难在婴儿期找到脚本的起源。

另一方面，如果剧组里的其他演员都经过精心挑选，且令人满意地扮演他们的角色，那么实用且有建设性的脚本有可能带来幸福。

在进行脚本分析时，将持续收集沟通的（团体内）和社交的（团体外）信息，直到病人清楚自己脚本的本质为止。神经症、精神病和精神病理的剧本几乎都是悲剧性的，它们非常忠实地遵循亚里士多德的编剧原则：有序幕、高潮和灾难，带着导致真正悲剧的真实或象征性的悲情与绝望。需要能明白当前的生活戏剧与其历史起源的关联，才能将个人命运的控制权从儿童自我转移到成人自我，从古老精神的无意识转移到现今精神的觉察。在团体中，很快就可以观察到，病人通过心理游戏和消遣，感受其他成员在他的脚本中扮演其角色的潜力，因此他首先担任选角的导演，之后就扮演主角。

为了有效地进行脚本分析，治疗师必须有一个有条理的概念框架，要比他和病人沟通时所必要的框架更为有条理。首先，在精神分析中，对于产生移情反应的原始体验，并没有特别适用的名词。在脚本分析中，在生命的最初几年，那个首次上演而走向令人失望的结局的家庭戏剧，被称为草案。这是经典俄狄浦斯戏剧的古老版本，并在往后的岁月里会受到压制。它的沉积物重新以脚本本身（script proper）出现，这是脚本草案的前意识衍生物。然而，在任何社会情况下，这个脚本的呈现都必须根据可能的现实状况进行妥协。这种妥协在技术上被称为改编（adaptation），改编就是病人尝试通过操纵周围的人，而在现实生活中实际演出脚本的作用。实际上，草案、脚本和改编都包含在"脚本"的术语之下。这三个词中，脚本一词是唯一一个在治疗团体里实际使用的，因为这个词已足以达到预期目的，并且对大多数病人而言，是最有意义的词。

在寻找适合其脚本要求的角色的人物时，病人以他自己的特殊方式感知团体中的其他成员，这通常有相当强的直觉敏锐度。也就是说，他很能挑到对的人来扮演母亲、父亲、兄弟姐妹以及其他任何需要的角色。当他选好了角色之后，他就继续尝试从每个角色的人物身上获得他需要的回应。如果团体中的人员不够，则可能需要有人扮演双重角色。如果人数过多，可能几个人要扮演同一个角色；或者可能会激发产生新角色，代表在草案中起到次要作用的人，他们的存在是非必要的；或是病人可能会忽略在他的改编中没有任何功能的人。

病人行为的动机是他需要重新获得或增加原始体验的获益。他可能会寻求重复最初的灾难，就像经典的重复性强迫一样；或者他可能试图获得更幸福的结局。脚本分析的目的是"结束这场演出，并让新戏上演"，因此，无论是确定这些替代方案中的哪一个较适用，还是清除其中的冲突，都不重要。例如，一位未能拯救酗酒父亲的女性，无论是后来试图与丈夫再次经历失败，还是试图在她之前失败的地方取得成功，或是对此感到两难，都是无关紧要的。重要的是让她摆脱重新体验这种情况的冲动，让她走上另一条道路。这适用于任何已被证明没有建设性的脚本。

卡特斯太太的例子，说明了脚本分析在实践时会出现的问题。有很长一段时间，她窝在治疗室的沙发上毫无进展。她的主要防御方式，是刻意的说话样式，有效地隔离了她的儿童自我，因此很少有迹象泄露出她的症状到底如何。然而，当介绍她去一个治疗团体时，她几乎立即采取了行动。她积极参与了"你如何对待不良的配偶？"（属于"家长会"系列的一项消遣）。她还稳稳地玩了一场"你和他斗吧"游戏，非常享受地看着自己成功地在一些男人之间引发的争吵。此外，当团体玩"这不是很糟糕吗？"时，她会笑着讲述发生在朋友和熟人身上的各种血腥的灾难。就这样，在团体中的几个星期所获得的关于她的信息，比在沙发上的几个月都多。然而，由于脚本如此复杂且具有个别性，因此无法只在团体治疗中进行充分的脚本分析，仍然需要在她的个别治疗中找到机会，阐明迄今为止所学到的内容。

一段时间后，她在其中一次会谈中抱怨说，她无法抵抗男性的攻击性。根据之前的信息，治疗师认为，其中一个原因可能是，一般而言，她对男性都很生气，以至于她丝毫不敢放松表露，因为害怕发现自己表达的可能比想要表达的更多。她说，很难相信自己会对男性那么生气。她接着谈到关于她丈夫去世的幻想，她的丈夫是一名玩弄女性的喷气机飞行员。总有一天，他可能会发生事故，或为了另一个女人打架，然后被带回家，流血不止并受伤致死。就这样，她会成为朋友间的传奇人物，一个悲惨的寡妇。

她接着讲述了小时候她在弟弟出生后，是多么受伤和生气，实际上是愤怒，她父母似乎更喜欢弟弟。她对父亲尤其生气，她的想法是："爸爸要是被某人杀了也是活该，如果真的发生了，最好被妈妈看见。"她想象着爸爸的死会让她在玩伴中得到特殊的地位。她父亲临终的画面伴随着一种诡异的笑声。

还有其他与当前讨论无关的复杂状况。以下是最简单的草案的形式。她期望父亲死亡的愿望，在没有采取任何主动行动的情况下实现了。临终场景有其怪异的乐趣。当她去告知母亲并观察母亲的悲伤时，再次发生这种状况。然后她变成了她的玩伴的传奇人物。

这个戏码在她对丈夫的幻想中重演，但到目前为止还缺少一个元素：震惊的母亲。那里的治疗师因此问她，她的婆婆是否曾出现在这些幻想中。她回答说的确如此，临终的那一幕之后，她总是想象着自己要去向婆婆宣布这个死亡的结果。

这个草案中包含六个主要角色：自我、父亲、母亲、对手、攻击者、观众。它可以分为几个场景：例如嫉妒、攻击、临终、公告和浪漫的哀歌。

这个脚本还包含六个主要角色：自我、爱的男性对象、婆婆、对手、攻击者和观众；这些可以被分派到同一个场景。她选择丈夫的部分动机是由于她病态的嫉妒需求，或者用现在的语言来说，是因为她需要展现她的脚本。

需要注意的是，脚本的获益复制了草案的获益。内在的主要获益，乃以临终场景的病态笑声为中心；外在的主要获益，在于摆脱令人烦恼的爱情对象，同时对母亲人物的报复。次要获益来自继承遗产，而社交获益则来自她在社区中扮演的悲剧角色。

她对这个剧本的改编，在她的三款游戏中表现得淋漓尽致："不良丈夫的家长会"（场景一，嫉妒），"你和他斗吧"（场景二，攻击）；和"这不是很糟糕吗？"（场景三，临终）。回想她在沙发上的行为，在出现问题时她有发出"公告"的习惯（场景四，公告），以及她长时间讨论如何在派对上显得迷人（场景五，浪漫的哀歌），现在都已经成为她脚本的一部分。对这些内容进行一段时间的仔细研究之后（尽管没有像这里呈现的那样有序），病人相当清楚地理解了脚本的性质，并且可以看到她如何度过了一生的大部分时间，来努力维持这出特别的演出。以前她受无意识或强迫症驱使而别无选择，现在她可以对她与人交往的大部分行为展现社会控制。

尽管如此，即使她的成人自我对自己的行为和人际关系的重要性有了全新的理解，持续的挣扎仍然存在。但她的状态得到了改善，不仅在社交方面，也在治疗方面，因为现在病人和治疗师都更清楚需要处理什么样的挣扎。死亡的性别因素使她养成了参观墓地的嗜好，这不再是一个孤立的现象，而是可以通过更多地理解这件事如何融入她的整个命运来一起处理；其他特征和症状也是类似。

对神经症病人来说，这不是一个特异的剧本，但对于那些不习惯处理这种古老戏剧的人来说，可能看起来它是很病态的。以下是一个脚本的实际操作，由于技术上的困难，该脚本的草案从未能完全阐明清楚。

25岁的单身汉金兹先生周末去纽约玩乐了。他一大早就到了，疲倦又有些紧张，于是他服用了巴比妥类药物和酒精，并找到一家下班后（after-hours）酒吧。黎明前，他与一些长相粗犷的男人在那里攀谈，他认为他们可能会为他找个女孩。他向他们表示他只有十美元，但他们说这就够了。他们请他上了他们的车，并把他带到河边一个废弃的仓库里。在他们谈话的过程中，他告诉他们他带了一把猎刀，其中一个人要求看看。几分钟后，他们停下了车。后座上的男人用手肘绕过金兹先生的脖子，而另一个男人则将刀刃抵在他的喉咙上。他们跟他要钱，金兹先生好不容易把手伸进口袋，把钱包递给他们。然后他们松开了他并开车离开，还友好地挥手告别。金兹先生擦一擦喉咙上的血迹，报了警。他如实地讲述了所发生的事，然而此时他的样子十分狼狈，以至于警方完全不为所动。他们记下了必要的细节，然后耸了耸肩打发了他。

报了案后，金兹先生吃了些早餐；然后，他没有费心打理一番，就出现在他父亲的俱乐部门口。门卫不认识他，于是扬了扬眉毛让一个仆人进去通知。他的父亲在图书室接待了他，当时他正和一些富裕而保守的商业伙伴坐在那里。金兹先生没有解释他现在的模样，当他的父亲问起他时，他随意地说，他差点被割了喉咙。父亲表示愿意让他使用楼上的房间并借给他一些干净的衣服。金兹先生整理好自己的身子，下了楼，礼貌地告别了父亲和朋友，继续出发去寻找更多乐子。

值得注意的是，这两个暴徒并不担心金兹先生会表现出非常危险的反抗，甚至不担心自己会非常生气或失去理智。然而，当金兹先生讲述这个故事时，他首先否认是自己邀请了这个袭击，或者他之前的行为有任何异常之处，显然，让他更感兴趣的，是他意识到他去了父亲的俱乐部，其实这是一种测试，看看他的父亲是否会拒绝他，而且会如何拒绝。

很明显，金兹先生选他的演员阵容选得很好。在现实生活中很难找到愿意为了十美元割掉别人喉咙的男人，他不仅给了他们一个借口，还给了他们真正的武器，好让他们在他寻找性伴侣时杀了他。这部分脚本的草案仍然未知。最后一幕则较为熟悉。金兹先生比较早熟，有一次在他小的时候，他跑进父亲和一些朋友坐在一起的房间，向他们展示他的最新成就。这些人并没有表示特别的关注，他永远不会忘记当时的挫折。无论如何，金兹先生给自己的生活创造了一种特定的顺序：为了一个女人而被狠狠地打耳光，然后出现在他父亲的面前。他故意将自己暴露在最危险的性情境中。有时，当他的成人自我主导人格时，他是一个温柔、善良、讨人喜欢、害羞的年轻人。

积累了一些经验后，可以在脚本分析中得到相当不错的诊断洞见。以下的例子说明了将整个脚本压缩于几秒钟内呈现的过程。

雪雅太太，一位30岁的家庭主妇，坐在沙发中间，卡特斯太太在她和茶几之间，如图11.1所示。这是一个初学者的团体，雪雅太太花了相当多的时间把她的烦恼告诉她的丈夫。这时她的注意力转向了特洛伊先生。在卡特斯太太和特洛伊先生交流的过程中，雪雅太太将手臂伸过卡特斯太太的胸膛，伸手去拿茶几上的一个烟灰缸。当她收回手臂时，她失去了平衡，差点从沙发上掉下来。她及时回过神来，不以为然地笑了笑，咕哝着说了声"对不起！"然后坐下来抽烟。就在这时，卡特斯太太将注意力从特洛伊先生身上移开，低声说道："抱歉！"

以下将整个演出的过程分成几个步骤来说明。

1. 别人说话的时候，我决定抽烟。

2. 为了不打扰旁边的人，我自己拿烟灰缸。

3. 我差点摔倒。

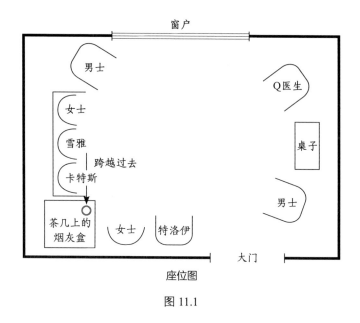

座位图

图 11.1

4. 我及时恢复,笑,并且道歉。

5. 其他人也在道歉,但我不回答。

6. 我用自己的想法安顿下来。

一个更主观的角度将此事件解释为一系列的沟通,有些是内在的,有些是公开的。

1. 别人不理我,那我就假装退缩。

2. 我夸张地表现出我是多么心虚。

3. 像往常一样,我没有成功。

4. 我已透露出我有多愚蠢,但我恢复过来并且道歉。

5. 我对自己的无能感到困惑,以至于让别人感到不安。

6. 现在我真的退缩了。

这种情况的悲哀在于外部获益的效果很小。由于她的努力,雪雅太太必须感谢的只有卡特斯太太低声说"抱歉!"这就是雪雅太太的生活故事——一个有吸引力的、认真的人，为了心理上一点微薄的利益而努力工作。她可能经常是白费力气、徒劳无功。不是每个人都会像卡特斯太太那样有礼貌，有些人甚至可能不会给雪雅太太这种微不足道的认可。

在这种情况下，雪雅太太的脚本通过非常有效的整合机制，在几秒钟内进行改编，来适应团体中的特殊情况，在雪雅太太的婚姻和工作生活中，她的脚本从一瞬间到几年不等的时间里反复上演着，导致与丈夫多次分居，以及一次又一次地失去工作。原始的剧情是根据早期的经验改编的。第一次创伤经历，即脚本的草案，在她有限的治疗期限里还没有恢复，但后来的版本可以从她的历史中重建。

1. 由于我的兄弟姐妹比我更受关注，我假装从家庭生活中退缩。

2. 但有时我通过夸张地表示同意酗酒的母亲的看法，即我不重要，来获得一些认可。

3. 因为我笨手笨脚，妈妈不喜欢我。这种组合真是个灾难。

4. 我那无能但慈爱的父亲把我从灾难中救了出来。我觉得我妈妈和兄弟姐妹一定看我很傻。正因为如此，也因为我很高兴得到一些关注，我笑了。然后我似乎变得太苛求又咄咄逼人。我道歉。

5. 我真正想要的是让他们对自己的疏忽表示抱歉。但他们如果真的这样做了，我就不能承认这一点。有两个原因：首先，它让我感觉自己太苛求，如上所述；其次，如果我期待得到，我可能会失望。因此，如果他们确有此意，我会感激地记录下来，但我假装忽略它。

6. 不管怎样，整个情况都不能使人满意，现在我真的退缩了。

这个脚本至少有三种不同的早期版本：口腔的、前俄狄浦斯的和俄狄浦斯的。俄狄浦斯版本的简单说明如下："做一个女孩是多么愚蠢。我只能得到一些可怜的满足，然后退出、舔舐着自己的伤口。"不难看到，这个版本每年都会上演，她和自己挑选的会贬损人的丈夫一起，而在她的工作生活中，为了让她的同事适应她脚本里所要求的角色，偶尔需要做些怪异的扭曲。

令人震惊的是，当对这种快如闪电的态度转变进行独立检视及分析时，这个明显是无辜、单纯的事件揭示了多少关于脚本的信息。在六幕戏剧这个万花筒般的剧场上，其戏剧性本质是悲剧的：尽管避免了悲情，但它以凄凉的哀歌作为收场，反映了雪雅太太的生活质量。历史强调也解释了沟通的孤独本质，使结构分析变清晰：一个愁苦的儿童自我被一个内在的父母自我排拒却被另一个父母自我拯救；评估其行为的成人自我的瞬间崩解；最终陷入了古老的幻想。

在沟通分析、游戏分析和脚本分析的基础上，可以建立一个动态的社会交往理论，它可以补充先前在第八章中提到的生物学的和存在主义的理论。在任何至少有两个人的社交场合中，首先，一个人会努力参与和他喜爱的心理游戏相关的沟通；例如，他会努力玩与他的脚本相关的游戏，他将努力从每次参与中得到最大的主要获益。再者，他会选择或寻找那些要努力得到最大主要获益的伙伴：对于短暂的关系，人们至少会参与那些自己喜爱的沟通；对于稳定一点的关系，人会找玩相同游戏的人；对于亲密关系，人会找最适合扮演他脚本里的角色的人。由于在社会交往中的主要影响是个人的脚本，而且由于脚本是根据个人与父母的早期经历制定的草案而衍生与改编来的，因此，这些经历是每次的参与及每个角色选择的主要决定因素。相比它使人联想到的熟悉的移情理论，这是一个更一般性的陈述，因为它适用于任何社交聚集中的任何参与；也就是说，所有不是由任何条件规定的沟通或系列沟通。脚本分析很有用，因为在任何地方，凡是合格的观察者都能使用它来测试，这既不需要长时间的准备，也不需要特殊的测试情境。

虽然每个人最初都是作为自己的脚本的俘虏在面对世界，但人类最大的希望和价值在于，成人自我可以对这种不值得付出努力的处境感到不满。

— 注　记 —

迄今为止，一些已得到充分研究的脚本，其实在希腊文学里都有很棒的故事原型；而被称为"小红帽（Little Red Riding Hood）"的通俗剧本是现代现实生活的改编，它隐含地遵循着该民间故事的某些版本。

雪雅太太脚本的中间场景很好地说明了伯林纳（Berliner）的受虐狂概念。[1]当雪雅太太回来接受治疗时，她为这种解释提供了非常生动的相关记忆。

对于希望测试这种社会交往理论的观察者来说，必须具备的资质是接受临床工作的训练，或者至少有临床工作的能力。不具备这种资格的观察者若是毫无发现，也不奇怪，其意义并不大于未受过天文望远镜使用训练的人未能发现超新星，或未受过电子显微镜使用训练的人未能记录到基因。事实上，与正确使用其中任何一种仪器相比，要清楚地观察临床现象通常需要更多的培训、关注和努力。

能将价值标准与自以为是或道德偏见区分清楚的现象，被认为是成人自我而非父母自我的现象——毕竟它具有历史和地理的普遍性，显然是自主性的发展，以及与行为的概率估计有关系。

在所有关于移情神经症的文献中，格拉弗（Glover）[2]的陈述最接近于脚本的思想。例如："病人的发展史，引出了婴儿神经症，并在分析室重演——病人扮演演员经理的角色，将分析室包含的所有舞台道具都投入使用（就像托儿所里的孩子），重中之重是分析师本人。"[3]但格拉弗只谈论了在分析室中发生的事情。

— 参 考 文 献 —

［1］Berliner, B, "The Role of Object Relations in Moral Masochism." *Psychoanalytic Quart*. XXVII: 38–56, 1958; and others.

［2］Glover, E. *The Technique of Psycho-Analysis*. International Universities Press, New York, 1955, Chaps, VII & VIII.

［3］Hinsie, L. E., & Shatzky, J. Loc, cit. Cited under "Transference Neurosis".

第十二章

关系分析

关系分析主要用于研究婚姻关系和各种即将发生的恋情。在这些情况下，它会产生一些有用且令人信服的预测及事后的验证。然而，在实践中必须谨慎而明智地使用，因为它可能很容易对病人行使自主决策权造成无端干扰。若将之作为学生或治疗师的"家庭作业"来看，这是一项有价值的练习，能协助更清楚地区分三类自我状态。

在金兹先生的案例中，他正在建立一段新恋情，且可以预期这次的结局将比以往更为灾难性，那么这时进行关系分析，则是一种特别设定的治疗性干预。由于他总是一次又一次地重演他的危险脚本，因此偶尔牺牲技术上的僵化以防止好像即将发生的悲剧，才是明智之举。比方说，虽然治疗关系些微受损但病人活下来了，要比坚持无菌治疗而牺牲了病人的性命来得好——虽然，这种情况与外科医生的处境相似，有时不得不放弃整洁的阑尾切除术切口，以便立即为过度麻醉的心脏进行直接按摩。金兹先生和治疗师之间的关系非常清楚，因此可以区辨不是真的有外部威胁，只是病人想从医生那里获得父母保护的、不那么邪恶的企图。在这个例子里，金兹先生酝酿新恋情的目的，并不是为了惊动治疗师。其实他脑子里还想着另一场游戏，这让他忽略了更严重的可能性。

根据金兹先生的描述，这位年轻的莉芙小姐在临床上似乎离自杀不远，而且由于金兹先生潜在的严重抑郁和无用感，他成了这方面建议的好人选，因此可预测即将发生的新恋情，会有一个特别不健康的结果。而金兹先生本人却按照他一贯的方式，将它看成可能走向婚姻的恋情，这一次又是"真的好事"，并要在此基础上来处理他的问题。在这时候，他对结构分析已经有了很好的理解，现在似乎时机已经成熟，他开始通过应用他所知道的，来获得某种程度的社会控制。他也开始意识到，人与人之间的关系不是偶然或无定形的，而是有明确的动机和结构的，并且这些决定了他们关系的进程和功能。

治疗师在黑板上画了两个结构图，如图12.1（a），一个代表金兹先生，另一个代表莉芙小姐。他本人和治疗师都熟悉金兹先生的父母自我（P）、成人自我（A）和儿童自我（C）的特征，现在鼓励病人自由描述莉芙小姐。我按照他的思路，把他的思绪浓缩成以下一段话。

无论她走到哪里男人都会追着她，奇怪的是，不是为了性的目的，而是为了照顾她。他们一起去了卡内基音乐厅。演唱会进行到一半时，她说她太累了，不想再听了。就他而言，他刚开始对好音乐产生兴趣，而且没完全进入状态呢。她总是需要钱，可能会想要一个有钱的男人，但不想谈论钱是如何得来的。她很混乱，去看了心理医生，但因为他太冷淡而放弃了。她想成为一名音乐家。金兹先生和他父亲一样，对商业更感兴趣，认为女性也应该更实际些。她也想画画。他看了她的一些画作，觉得它们显示了她的困惑，他告诉了她却让她很反感。她受不了批评，她太敏感了，有时不得不把自己关在房间里几天，远离所有人。她希望他能理解这一点，而他告诉她，他认为自己无法接受。

可以在这一点上继续进行分析，并在需要时提出补充问题。将黑板上的图表从图12.1（a）中的形式更改为图12.1（b）中的形式。图12.1（b）代表了不存在的理论上的完美关系，意思是其中每一方的每个部分，与另一方的每个部分都处于互补关系，因此两边都可以沿着九个可能向量中的任一个，进行令人满意的沟通。例如，如果金兹先生的父母自我向莉芙小姐的儿童自我给出了沟通的刺激，后者将给出适当的沟通回应，反之亦然。这实际上表示双方之间的所有沟通都是互补的。

第一个要来研究的向量是金兹的P—莉芙的C。在讨论他的父母自我时，金兹先生有时不是很准确，他提到的一些态度或许是属于他的成人自我或儿

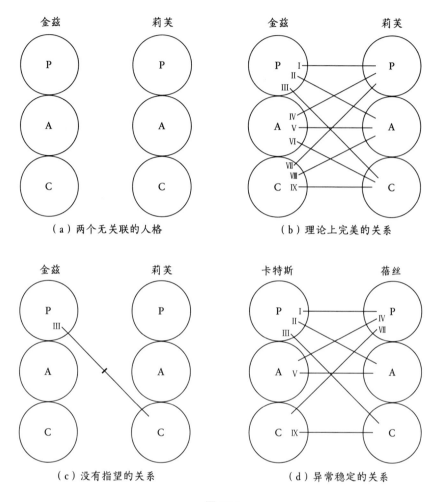

（a）两个无关联的人格

（b）理论上完美的关系

（c）没有指望的关系

（d）异常稳定的关系

图 12.1

童自我。对这些疏忽进行仔细澄清，并强调一次只考虑一个部分是很重要的。如果允许任何混乱蔓延，想要对关系进行明确分析的目的就会落空了。

　　解决了这个难题后，金兹先生发现，莉芙小姐其实像是个流浪汉，像一个需要被保护的吉卜赛人。金兹先生因为父母式的慷慨已是声名狼藉。事实上，他所陷入的很多磨难都是由这种态度引发的。而莉芙小姐非常容易接受这些提议。因此得出的结论是，总的来说，金兹的 P—莉芙的 C 这组向量是双方能相关联的向量。但有一个值得注意的例外。当莉芙把自己隔离时，金兹的父母自我感到很挫折，因为他无法照顾她。因此，从长远来看，这里存在不相关或不相容的因素。设置图 12.1（c）里的第一步，即实际的关系分析，是像图 12.1（b）那样保留金兹的 P—莉芙的 C^{III} 这个向量，但用一条短线标记。

研究金兹的 P—莉芙的 A^{II} 这个向量，可以参考的材料主要是关于莉芙小姐想成为一名画家的愿望。从父母的角度来看，金兹先生并不十分赞同，这方面和他父亲的态度是相同的。因此，从关系图中删除金兹的 P—莉芙的 A。而金兹的 P—莉芙的 P^{I} 的向量不太可能，也被删除；这两个朋友几乎没有一起向人说教或一起照顾别人的倾向。

金兹的 A—莉芙的 C^{V} 则以莉芙小姐的生活方式为中心。他有合理的理由批评她草率的家务、糟糕的饮食习惯、自我隔离和无法忍受批评，而她对此感到愤慨。因此，金兹的 A—莉芙的 C 被认为是不相关而删除。金兹的 A—莉芙的 A^{V} 也好不到哪里去。她对艺术感兴趣，他对商业和航空感兴趣，他们无法长时间热情地谈论彼此的兴趣。金兹的 A—莉芙的 P^{IV} 是中立的，因为她在这段关系中，根本没有表现出明显的父母型的活动；她没有为他的事业提供母性的建议或支持。

金兹的 C—莉芙的 P^{VII} 因同样的原因被删除。她并没有试图保护他免于鲁莽，也没有为这些而责备他。她也没有表现出任何理性讨论的倾向，这也消除了金兹的 C—莉芙的 P^{VIII}。只剩下金兹的 C—莉芙的 C 尚待讨论。金兹先生的脚本已经描述过了，从女人的角度来看，脚本里的他被引诱，然后以涉及第三方的、某种暴力的且不愉快的方式被抛弃。另一方面，莉芙小姐的游戏，则是与反复勾引和剥削男人有关，之后又借着自我隔离抛弃了他。由于关于谁来勾引、剥削和遗弃，存在强烈的冲突，金兹的 C—莉芙的 C^{IX} 几乎不能代表一种实际可行的关系。

这个分析的最终结果是，只剩下一个有关联的向量，就是金兹的 P—莉芙的 C（III），如图 12.1（c）所示。金兹先生认为这段关系看起来不太能指望，于是决定断绝了。

卡特斯太太与她的一位女性朋友蓓丝太太的关系，也在这里做了分析，原因不再赘述。同样，在适当的时间绘制了图12.1（a）和图12.1（b），最终结果显示在图12.1（d）。向量以罗马数字依之前相同的顺序编号。

这两位女士生病时互相照顾，抑郁时互相打气，所以卡特斯的P—蓓丝的C^{III}以及蓓丝的P—卡特斯的C^{VII}相辅相成。他们就各种实际情况互相提供了父母式的言语和鼓励，这是卡特斯的P—蓓丝的A^{II}和蓓丝的P—卡特斯的A^{IV}的实践。在卡特斯的A—蓓丝的A^{V}方面，她们双方都满意对同样问题的理性讨论。她们一起参加了派对后，也会喜欢说教和恶意的八卦，这分别是卡特斯的P—蓓丝的P^{I}和卡特斯的C—蓓丝的C^{IX}。当一方想要对另一方的某些冲动行为进行理论时，他们会发生争吵；这特别是在卡特斯的A—蓓丝的C^{VI}和蓓丝的A—卡特斯的C^{VIII}上，因为从一方到另一方的父母自我谴责（$P \rightarrow C^{III, VII}$），作为他们之间游戏的一部分是可以接受的；反而是理性方法（$A \rightarrow C^{VI, VIII}$）会造成困难。因此卡特斯的A—蓓丝的$C^{VI}$和蓓丝的A—卡特斯的$C^{VIII}$被删除。

在这种情况下，这种关系具有异常稳定的结构，9个向量中有7个都是相关联的。他们长久而幸福的友谊历史变迁印证了分析的结果。

上面介绍的内容代表了最基本的关系分析类型，只有极少数的例子才会对病人进行更高阶的关系分析。显然，在更彻底的分析中还需要考虑额外的质性和量性因素。就性质上来说，"一段关系"至少有四种可能：一些人相处得"很好"；有些人喜欢互相吵闹或争论；有些人无法忍受彼此；有些人就是无话可说。这些可能性可以分别描述为同情、对抗、反感和冷漠，并且从游戏分析的角度则很容易理解。它们依序表示同一游戏中的：相关联的游戏，不相关的游戏，冲突的游戏或在同一个游戏里不能调和的（通常是明确的）角色，以及彼此不相关的游戏。质性分析则需要考虑向量的性质。如图12.2（a）所示的例子，用传统符号来表示它的性质：粗线表示同情，锯齿线表示对抗，阻碍线表示反感，细线表示冷漠。

每个向量的性质如何与它的强度有关，这也可以用图来表示。在这种情况下，最好可以用双线表示，因为互补向量双方的强度可能不同：例如卡特斯的 P—蓓丝的 C 比蓓丝的 C—卡特斯的 P 更强。当蓓丝太太生病时，比起卡特斯太太对她的照顾，她感觉自己没有那么需要，如图 12.2（b）。

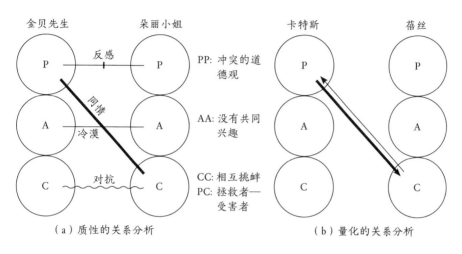

图 12.2

第三个复杂因素则和有多少可用的材料有关。对长期婚姻的分析，需要随着治疗的进展持续保持警觉和重新评估。

然而，这些复杂的情况，通常仅从学术角度来看才有意义。从这个角度来看，关系分析似乎是无止境的，也是不确定的，因此价值值得怀疑。然而实际上，在金兹先生和卡特斯太太的案例上所显示的简单图形，令人惊讶地提供了丰富的信息，并且是一个很有价值的预测工具，回溯的准确度可以达到80% 或90%。在"一段关系"的发展过程中，在不同时间会发生什么，以及最终结果如何，都可以从这个过程相当有信心地预见。由于在现实意义上，没有"一段关系"这种东西，只有9个可能向量在不时地变化着主导地位，如果目的是要了解这些可能性，那就需要进行关系分析。

第三部分

心 理 治 疗

第十三章

功能性精神病的治疗

活跃性精神病

功能性精神病包括所有那些通常被诊断为躁狂抑郁症和精神分裂症的病症。然而，出于治疗目的，它们没有被归属于不同的疾病分类群中，而是都属于结构状态的问题。从这方面来说，精神病有两种形式存在：活跃的（active）和潜伏的（latent）。潜伏性精神病被称为代偿性精神病、缓解期精神病、非卧床精神分裂症和精神病前期或边缘性人格。有时，分裂型人格属于这一类。

当人格的执行权由儿童自我拥有而不是由成人自我主导时，就会出现活跃性精神病，并且这被体验为其"真实自我"。在性格障碍、精神病和偏执狂中，成人自我被儿童自我严重污染，并与儿童自我合作，但它没有解除自己影响人格的职务，因此仍能执行有限类别的现实检验的任务，即使不是以此为动机。对轻躁狂症和轻度抑郁症来说也是如此。这些情况中的任何一种都可能发展为活跃性精神病。不同情况中，其父母自我的状态各不相同，这是精神病特定形式的重要决定因素。例如，在周期性的躁狂-抑郁状态中，强烈贯注的父母自我首先被儿童自我成功地排除在外，后来又强烈地脱困而出[1]。

活跃性精神病的停止，可以定义为成人自我重新确立为人格的执行者和"真实自我"。完成这项任务后，诊断就会变为潜伏性精神病，而这需要不同的治疗方法。在普里默斯太太和塔达太太的案例中已经说明了这个过程。特洛伊先生的状况呈现了一种并发症，因为虽然临床上他的精神病是潜伏的，但根据定义，它还没有被改变而停止，故最好称之为补偿，因为在他的情况里，是父母自我而不是成人自我掌握着人格的展现和被体验为"真实自我"。这种区别是很重要的，因为即使其精神病是潜伏性的，也不能在这样的状况下来处置。为了治疗潜伏性精神病，必须要有一个功能正常的成人自我作为治疗的盟友。在特洛伊先生的案例中，这样的盟友并不存在。因此，在很长一段时间里，唯一的做法是支持那个支配性的父母自我，而对于"被锁在壁橱里"的儿童自我，则什么也做不了。几年之后，成人自我才变得足够活跃，可以在父母自我的抗议下，帮助沮丧的儿童自我去除困惑。

尽管普里默斯太太和塔达太太的案例中的"小治愈"因为太不稳定而没有太大的临床价值，但它们展现了治疗活跃性精神病的原则。这些原则是由贯注的平衡来决定的。

精神病的状态如何，要看是否由儿童自我保持贯注的主导地位来决定。只要儿童自我主导的情况普遍存在，便很难接触到病人的成人自我，因为外界人物所说的一切都先被他的儿童自我处理了。这种情况就像是必须通过一个困惑的小男孩或女孩来向一个大人发送信息一样。最好的情况是，沟通的结果取决于这个小孩对发送信息的人是敌对还是好感，并且不管信息多么客观，小孩都认定这些信息是关乎自己的。最坏的情况是，小孩可能因为太困惑而根本无法弄清楚情况，这就是为什么急性中毒性精神病很少能进行心理治疗的原因。根本无法触及病人（即当时的儿童自我）。

这个类比再次强调，自我状态的社会性及现象学的现实非常注重实用性的考量，也由此产生了两个最初的治疗规则：（规则1）应该在混乱最小的时期才开始进行心理治疗。（规则2）在病人有机会（并应该让病人有机会）对治疗师做评量之前，不应采取积极的心理治疗措施。所有优秀的治疗师都能凭直觉和临床经验知道这些规则，但用结构分析的概念来表达，这些规则的基本原理就变得更加清晰了。罗森的一些案例属于明显的例外 [2]，不过这类可以算作对一般原则的检验而不是与之矛盾，例外的程序最好由专家进行。[3] 从规则的角度来看，像弗洛姆－莱克曼（Fromm-Reichmann）那样，[4] 用令人安心的态度长时间地与病人坐在一起，其原因是可以理解的。同时显而易见的，如果病人无法放松对某个人的敌对态度，那么更换治疗师也是可行的建议。由于儿童自我的个人觉知是很敏锐的，在这种情况下最好接受，出于某种原因病人的感知可能是有道理的。治疗师不必因此感到尴尬，因为不是每个人都希望能够与世上的每个小男孩或小女孩交上朋友。

经过一段时间的活动后，儿童自我活跃的（即未绑定的加上自由的）贯注差不多要耗尽，使成人自我变得相对容易接近些了。某种类型的孩子，如果这是他第一次有机会从烦恼中摆脱出来，他更容易正确地向外传达信息。如果他被允许先大声哭出来，他可能会成为你的朋友，不仅会向你传递信息，甚至会直接带你去见他生命里的大人们。事实上，如果你在适当的时候主动去接触那些大人，他可能会允许你经过他。如果你想和他们进行大人对大人的谈话，特别是如果你想和他们谈论这个孩子，那么对孩子友善通常是吸引这些大人注意的好方法。这些想法显示了治疗活跃性精神病的第三条规则：（规则3）让儿童自我先行，顺势而为。以及，第四条：（规则4）对成人自我的开场白：必须使用适时、坚定、又明确无误的成人自我的语言。现在，儿童自我的贯注正相对耗尽，而成人自我的贯注则正在适当地重新激活；因此，如果幸运，成人自我作为人格主导的地位可能会暂时恢复。每次完成这些都会产生累积的效果。但最终的结果，仍视儿童自我如何看待整个过程而定。如果外界的影响继续加重他的情绪，那么困难可能变得无法克服。因此，在很多情况下，病人所处环境里的人也应该接受心理治疗，而团体治疗可能是最好的媒介。

这就是急性精神病心理治疗初始阶段的一般情况，而若有特殊情况出现时，则必须加以处理。如果这些规则看起来很平庸，那么这正是因为它们的说服力，除非以更清晰的方式讨论结构分析，否则结构分析对这个阶段的贡献可能微乎其微。

当然，这些特殊情况数不胜数，并且呈现出的困难程度也各不相同。普里太太无法超越第一阶段，因为无法进行进一步的正式的治疗。但是在诊断性访谈期间，则是依循着规则进行的。在更混乱的诱惑阶段，什么也没对她说，因为这可能被认为是对她的拒绝，从而只会增加她的困惑。治疗师一直没说话，直到(规则1)她有机会在那些声音面前冷静下来；(规则2)给她时间，让她在他说话之前可以好好看看他，而且他对于那些声音的第一个问题，是针对她的儿童自我的，并提供了一些关于他的态度的线索。只有在给普里默斯太太的儿童自我这些机会来评价治疗师，和(规则3)表达她自己之后，治疗师才能试图与她的成人自我交谈；当他这样做时，(规则4)是以一种坚定、客观的方式，目的在吸引成人自我的注意力，同时尽量减少对儿童自我的干扰。

塔达太太的怪癖是，她无法容忍每次会谈的终止。解决办法是，(规则3)当时安慰和安抚她的儿童自我，然后在下次会谈开始时，(规则1)当她的成人自我已经充分恢复正常，提出这个问题来处理，以便它可以在整个过程的前半段维持控制。在她处理这个问题的过程中，已经有信息说明，她确实得到一些进展了。

其他特殊情况也可以按照这些规则来处理。如果病人用一把大便挡住治疗师，治疗师只能躲避，然后(规则2)让她(病人)看看他(治疗师)对此有何感受。如果他不能和她取得进展，或者她不能和他取得进展，那么他最好退出这个个案。如果在治疗师可以与成人自我交谈之前，儿童自我坚持他们都要坐在地板上，那么最好(规则3)顺着儿童自我来做，但随后(规则4)与成人自我交谈，而不是与儿童自我交谈。这表示治疗师不会试图去"分析"儿童自我为什么要这样做，因为目前还没有(规则1)任何活跃的成人自我来帮忙做分析；治疗师要是提起来，也只能用实事求是的方式。他可能会说(非父母口吻的)这样做好像有点奇怪，或者他自己会去拿一个垫子，如果需要，病人也可以拿一个。但如果他说"我也喜欢坐在地板上"，他就是在和儿童自我玩耍；如果他说"让我们坐在垫子上"，他就像一个父母在对儿童自我说话，很可能像病人自己的父亲或母亲。如果治疗师的目的是要和她的成人自我接触上，那么后两种情况都偏离了这个目的。

重建成人自我的技术虽然说起来相对简单，但理论方面则更为复杂。在这一点上最有用的方法是，在活跃性精神病中，在睡眠期间，病人成人自我的贯注会排空，但可以通过适当的感官和社交刺激重新贯注。对现今精神器官最合适的选择性刺激是坚定且客观的问题或观察，其目的是避免同时刺激其他两个系统中的任何一个。

潜伏性精神病

潜伏性精神病，就像任何潜伏的东西一样是不存在的，只能说会存在。当推断其儿童自我对能量绑定的能力有缺陷时，就可以说存在潜伏性精神病。根据其边界的不同状态，要么在被严重污染的成人自我里有病态活跃的区域，要么在成人自我暂时除役时发生了儿童自我的爆发现象，或两者兼而有之。潜伏性精神病的治疗涉及两个目标，而且是精神病学领域里治疗技巧最困难的测试之一。首先，必须重新调整和加强成人自我和儿童自我之间的界限。这是一个结构分析的问题。如果父母自我是高度贯注的状态，像在躁狂抑郁状态中的样子，那么治疗师以及后来的病人的成人自我还有一项额外的任务，就是当父母自我与儿童自我双方不妥协时，充当二者之间的缓冲。第二个目标是去除儿童自我的混淆，这是精神分析性的。

在塞贡多先生的案例中，父母自我的影响相对较小，因为他的父亲在病人很小的时候就去世了，他与其他男人的关系发展得很差，而他的母亲身体很虚弱，对他的关注很少，所以外在精神的影响不多。事实上，除了少数例外情况，他的父母自我在很大程度上是人为的和虚构的。无论他的外在精神系统发生何种贯注现象，主要呈现的内容都是围绕财产和金钱。因此，对他的治疗处理几乎完全与成人自我和儿童自我之间的关系有关。由于他的成人自我在正常情况下是贯注良好的，故顺利完成的三项任务分别是：（1）成人自我的去污染工作，（2）澄清，（3）加强其与儿童自我的边界。

当他说了或做了一些过于天真的、不明智的事情，或者表现得显然低于他的智力水平时，便向他指出来，这相对于他的已有成就而言，是一种相当孩子气（而不是"幼稚"）的态度。例如，他认为毒品调查单位会原谅他将客户留下给他的吗啡存下来，这个想法起初与他的成人自我和谐，但是当他试图将之合理化时，只要运用他自己的法律知识就不难去面质。他还试图举例说明自己何等意志坚定，来为他偶尔吸食毒品的行为作辩护，表示自己几乎没有上瘾的危险。因此，当及时而巧妙地面质这种情况时，他可以从自己的实践中看到，他吸食毒品的频率是如何对抗他的想当然的。

　　去污染（decontamination）的过程如图13.1所示。图13.1（a）表示他对吗啡的初始状态，其中某些真正属于儿童的古老观念被包含在成人自我的边界内，因此被合理化并被视为成人自我的内容。图13.1（b）表示去污染后的情况，不再存在模糊的区域。这表示关于吗啡的想法现在与成人自我是不和谐的，而不是与儿童自我及成人自我都和谐。去污染工作到此就算结束了。一旦他的成人自我清楚地了解情况，那么对于是否要留着吗啡并使用它，他就可以尽其所能地做出自己的决定。治疗的净收益在于，不论他决定如何做，他必须知道他的立场在理性上是站不住脚的。他可能会继续试图欺骗调查单位，但他不能再继续欺骗自己。这种领悟让他更难继续，但更重要的是，这让他为后续阶段做好了准备。（从沟通上来看，他那不真实的愚蠢是心理游戏的一部分，但在治疗初始的结构分析阶段，这方面会被故意忽略，就像所有潜伏性精神病病人一样。）

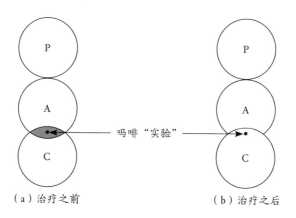

（a）治疗之前　　　　　　（b）治疗之后

图 13.1

在尽可能多的区域完成去污染工作后，塞贡多先生的成人自我能够更清楚地评估他所做的许多事情。下一阶段是澄清和加强成人自我及儿童自我之间的界限。在他的案例里，这是通过分别与这两部分进行"讨论"来完成。鼓励儿童自我多说话，治疗师会以一个受过心理动力学训练的成人自我来倾听，也就是一个能了解口腔期需求的人。当塞贡多先生的成人自我在谈话时，治疗师会以一个经验丰富的社会观察者的身份来倾听，也就是一个了解麻醉药品法律的人。发生的任何交错沟通都要尽快地提出来分析。

例如，治疗师问儿童自我："把这一切告诉了我，你感觉如何？"病人回答："我想叫你走开，不要来烦我。"然后病人马上补充说："我不是那个意思！"治疗师问后面那句是谁说的，病人回答："我们俩。"意思是成人自我和儿童自我。治疗师现在问成人自我，他是否真的相信治疗师会抛弃他，因为儿童自我实际上说了"不要来烦我！"当然，他并不是"真的"相信这一点。只有当儿童自我暂时再次污染成人自我时，他才相信这一点，儿童自我对自己的大胆感到失措，突然错误地将治疗师视为不能给予赞许的父母自我而不是客观的成人自我。病人的成人自我—儿童自我间的界限一时无法抗拒突如其来的焦虑，瞬间松懈了。随后的讨论有助于加强仍然很薄弱的界限。这种情况可以参考图13.2的（a）、（b）和（c）来澄清。治疗师不需要为病人画这个图，因为他现在已经非常习惯这种分析，并且完全可以在他的头脑里进行。

结构分析的一个基本特征就是行动主义（actionism）。成人自我被看成像肌肉一样，经过锻炼，肌肉的力量就会增加。一旦去污染及澄清工作的初步阶段顺利进行，病人就能进行成人自我的控制。他必须学会让成人自我主导人格的时间再加长一点。儿童自我在某个程度上是很能合作的，有以下三个原因：第一，因为他学会了欣赏现实上的获益；第二，因为他被允许在适当的或破坏性较小的情况下有一些开心的时光；第三，因为如果他有任何异议，他现在可以更自由地与治疗师讨论。成人自我获得的不是排他性的支配地位，而是选择性增加了。在儿童自我可能接管的状态下，不是儿童自我，而是成人自我能越来越有效地做决定。

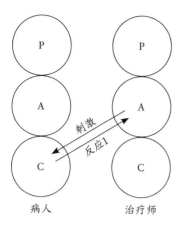

（a）互补沟通——类别Ⅲ

刺激:"你感觉如何?"
反应1:"不要来烦我。"

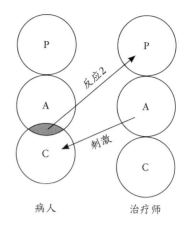

（b）交错沟通——类别Ⅲ

刺激:"你感觉如何?"
反应2:"我不是真的要叫你不要来烦我。"

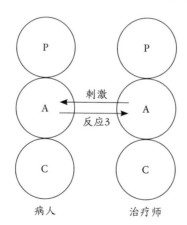

（c）互补沟通——类别Ⅰ

刺激:"你真的认为我会抛弃你吗?"
反应3:"不是的。"

图 13.2

　　在这方面,成人自我和儿童自我不需要满足来自治疗师的父母式要求,而只需要履行成人自我自愿许下的承诺。治疗师并不是要让病人停止行动化;那不是治疗师的事,那是父母式的作为,是神职人员或病人母亲要处理的事情。治疗师感兴趣的是病人是否能够遵守自己的成人自我的承诺,将他的行动化限制在经济上合宜的范围内，并且治疗师要通过他的专业技术帮助病人做到这一点。那是成人自我的事；病人和治疗师双方的成人自我已同意在这方面共同努力，彼此之间没有"团结"或情感的"合作"；也许更好是带着庄重的"分离"。他们俩都知道治疗师是治疗师，而不是私人经理或幼儿园老师。如果要消除主要障碍，也就是"木头腿"的心理游戏，这种客观性是必要的。（"你对一个带木头腿的人能有什么期望？你对一个神经症的人能有什么期望？"）塞贡多先生特别喜欢玩这个游戏，因为他的职业职责之一，就是帮助客户以疯狂的恳求来玩这个游戏。必要时必须提醒病人他不是"神经症"，而是一个有以下特点的人，一方面有一个困惑的儿童自我，另一方面则有一个建构良好但笨拙又能量贯注不良的成人自我，而他现阶段的目的是通过反复练习来加强成人自我，并且提高他的技能。

正是这些练习，加强了现在已经澄清了的成人自我及儿童自我之间的界限。在塞贡多先生的案例中，他们首先致力于相对容易的小事情。他很快得到了很大的成功，以至于他能够推迟儿童自我激烈及可能具有破坏性的活动，直到可以在相对安全无害的条件下，沉浸在那些活动之中。他一周的职业生活和社交生活都完成任务了；他的儿童自我在每隔一周的周末会有自己的开心时光，那时塞贡多先生会回到他的山间小屋"钓鱼"。因此，儿童自我被收服而不是被挫败、侮辱或虐待，成人自我则因他逐渐进步的现实生活体验而得到加强：更长的工作时间、更好的效率、更高的工作满意度、更多的案件胜诉、更少的尴尬、更好的社交与家庭生活，并减少对毁灭的理性恐惧。与此同时，儿童自我越来越少地因为失去案件和其他不幸事件而感受到威胁，而且他似乎也从现实中学习到，越来越少对成人自我施加压力。就像在大人和小孩之间的实际情况一样，当大人能够证明如果让他按照自己的方式做事，是可以把事情做得更好时，他们彼此关系的界定就变得更明确，也许更疏远一点，但关系得到改善了。

至此，结构分析的目的已经达成。现在有三个疗程向病人开放可供他选择：结束治疗、继续在治疗团体中进行沟通分析，或者进行精神分析。他选了第一个。在这两年里，他渐渐能在越来越复杂的情况中应付自如。他找了一个律师合伙人，又生了一个孩子。他的放纵变得不那么频繁了，但偶尔会需要，这开始越来越困扰他，因此最终他回来接受精神分析治疗。口腔期冲突的遗传分辨率需要儿童自我能自由地和成人自我、和治疗师交谈，而这种沟通已经建立。因此，他之前完成的结构分析对他非常有利。

从实际的角度来看，如果用以上概述的治疗作为初始的程序，那么便能避免病人发生即将到来的毁灭，而若是在正统精神分析的初步阶段，这种毁灭可能已经淹没了病人。事实上，精神分析阶段是一种奢侈品而不是必需品，因为有迹象表明，病人可以仅仅经由结构分析的成果，便得以无限期地过上相对幸福的生活。

因此，潜伏性精神病的治疗有两个目标。实用的治疗方法在于稳定成人自我的主导地位，以便儿童自我的展现仅在受控情况下进行。例如，它们可能包括将分裂样的或边缘性的人格转变为"周末的精神分裂症"，以针对最坏状况做处理。从精神分析的意义来看，治愈包括去除儿童自我的混乱，解决其内部冲突以及与成人自我和父母自我的冲突。

塞贡多先生病例的统计诊断结果，不影响治疗方法，治疗方法仅仅考虑其结构分析的情况。他是否被诊断为活跃性精神分裂症、边缘性精神分裂症、潜在的有自杀倾向的抑郁症、冲动性神经症、成瘾者或精神病病人等，在治疗上都无关紧要。有参考价值的考虑因素是结构上的诊断：一个贯注微弱的、组织不良的，因此或多或少无效能的父母自我；边界不明确的、贯注弱化的，因此污染和退役都发生在其中的成人自我；和一个结合能力有缺陷的儿童自我。

这样的诊断明确地指示了治疗方向。如今，对外在精神器官做任何有意义的事情都为时已晚。成人自我可以通过对界限的工作得到加强，与儿童自我相关的结合力则可以通过去除混淆和解决婴儿期的冲突，而最终得到增强。最佳预后也很明确；由于人格里没有希望得到合适的父母自我，因此成人自我需要在没有太多外在精神的协助下与儿童自我携手共渡。因此，比起那些更幸运的人,这种平衡总是更不稳定,对幸运的人而言,他们的父亲能维持自己在儿子到达青春期之前好好活着,认真地以此为职责。塞贡多先生充分意识到这个困难,并且知道他或多或少总是要靠自己,不仅在存在意义上,而且在心理意义上也是如此。这种知识在他的特殊情况下,是一个额外的和有价值的激励,促使他加强自己的成人自我。

迪沙先生的情况则有所不同,他来到这儿是因为他在他的工作领域里找不到工作。觉得未来的雇主对他有偏见,因为他诚实地在申请表上记录了他的就医史。他希望精神科医生能针对这个做点什么,例如向雇主说情。迪沙先生表现出门诊的精神分裂症病人的典型特征:冷淡、四肢发青、眼睛下垂、步态和举止懒散、口齿含混不清、手势笨拙、入神,以及与他交谈时的震惊反应。他的就业能力当然显而易见,即使是最缺乏经验和最慈善的雇主,他们也可能只是对这样的人很友善,但不会通融。精神科医生很和善地倾听了两次他的诉苦,第三次便坦率地解释了他对情况的看法,与其说是说服病人,不如说是为了保持他的记录与良心的清白。显然,病人需要精神科医生提供的东西,因为他选择继续接受治疗,即使他说他不同意这种治疗的做法,并且至少假装维持他原来的立场,即认定医生的问题纯粹是行政问题。

迪沙先生被介绍到一个特殊的团体,在这里治疗师采用父母自我而非成人自我的态度。治疗师通过各种他认为有把握的机会,例如向退伍军人管理局提出斡旋,试图弥补迪沙先生在他亲生父母那里所遭遇的疏忽;治疗师也反对病人内在的父母自我和其亲生父母的贬低态度。治疗师在充分考虑了各种无法确认的可能性的情况下,例如受虐、罪疚感和叛逆性的愤怒等,坚持如此对待病人,并通过证明他有足够的力量阻止内在父母自我和亲生父亲在病人远离他的时候报复病人,治疗师成功地赢得了病人儿童自我的信任。也就是说,治疗师能够证明他是一位比老迪沙先生更强大、更仁慈的父亲。随着儿童自我的焦虑消退,成人自我变得相对更强大,直到可以对病人的性格做出试探性的提议。

到目前为止，迪沙先生看起来根本不适合工作的事实，开始被坚定地面对与讨论，并且去污染的过程也在小心谨慎地进行着。从本质上讲，他必须明白，问题不在于改变公众对于曾接受过住院治疗的态度，而在于改变他引起人们反应的方式。该团体是针对后者进行调查和试验的绝佳场所。团体的其他成员都坦率又富有同情心，而且态度坚定，能够提供帮助，不令人感到威胁。此外，这也是一个好机会，成员们能学习区分以成人自我的方式提供帮助和以父母自我的方式给人威胁。他们都有相似的状况，他们可以同时学习，尤其是超级家长特洛伊先生。在这里，在适当时机中，迪沙先生接受了教育，来认识及区分当治疗师和其他人对他说话之后，他的父母自我、成人自我和儿童自我会分别做出什么反应。（再提一次，像"木头腿"和"你为什么不……是的，可是"这样的心理游戏，在这群不成熟的潜伏性精神病病人中，是被故意忽视而不提的。）

在霍克特小姐的案例中，治疗师使用了另一种有时适用于此类病人的方法。她被分到一个团体，在那里治疗师发挥了成人自我的分析功能，而不采用父母式的处置方式。同时，一名接受过结构分析培训的社会工作者，以父母自我的角度对她进行个别访谈。透过这个方式，她可以让社会工作者通过游戏分析缓解团体引发的焦虑，然后再让团体来分析她和社会工作者间为了引发同情而玩的心理游戏。因此，她的儿童自我能从一处得到安慰和照顾，而她的成人自我则在另一处进行去污染和强化的工作。治疗师和社会工作者会每隔几个月，或者在出现严重问题时，简短讨论这个案例，但由于他们对服务的分工都有相当清晰的概念，他们都认为没有必要经常重新审视所有发生的事情，因为如此往往会扰乱合作治疗的顺利进行，而且这会为儿童自我提供一个吸引人的机会，开始玩起三方游戏。通过阻断三方游戏的发生，并强迫霍克特小姐只能和两边分别单独玩两人游戏，比较容易控制情况；只要她继续接受治疗，她的进步对她自己、团体和她的两名治疗师来说都是令人满意的。

不幸的是，关于如何对待那些被定义为某种典型性格的人，很难提供更多的一般性建议。但是通过勤奋且明智地应用上述原则，治疗师能不断增加处理这类问题的知识，最终可能会相信没有无聊的病人，只有无聊的治疗师，而这种无聊的感受，可以通过周密且持续的治疗计划来缓解，该计划有明确的目标——无论目标多么微小，并且提供了足够的工具来实现。在需要忍耐的阶段里，可能会有无聊的几个小时、甚至几周，但不应再有无聊的几个月或几年。

—— 注　记 ——

塞贡多先生不是吗啡成瘾者。考虑选择他的问题作为案例，主要原因是其现实因素不会太复杂，而且几乎是显而易见的。

—— 参 考 文 献 ——

[1] Lewin, B. *The Psychoanalysis of Elation*. W. W. Norton & Company, New York, 1950,

[2] Rosen, J. *Direct Analysis*. Grune & Stratton, New York, 1953.

[3] Sechehaye, M. A. *Symbolic Realization*. International Universities Press, New York, 1951.

[4] Fromn-Reichmann, F. *Principles of Intensive Psychotherapy*. University of Chicago Press, 1950.

第十四章

神经症的治疗

神经症的心理治疗有四个可能的目标。可以用传统的语言表述为：（1）症状控制；（2）症状缓解；（3）移情治疗；（4）精神分析治疗。这些目标可以用结构分析的用语重新表述，治疗过程由以下案例说明。

1. 症状和社会控制。34岁的家庭主妇埃纳太太以不同寻常的速度获得了症状控制和社会控制。她的主诉是突然发作的"抑郁症"，持续两三天后突然消失。这种状况特别令人害怕，因为她不知道如何解释。在15年前她母亲生病后，这些发作就开始了。起初她试着用饮酒来缓解痛苦，最后的结果是在长期酗酒后，她出现了几次幻觉。然后她加入了匿名戒酒会，在过去的7年里她滴酒不沾。在这期间，她寻求治疗并找到了一位精神科医生，医生提出的处方是催眠、禅宗和瑜伽练习。三四年后，病人在后面几项上变得非常熟练，甚至被任命为当地社群的老师。此时她开始怀疑这些治疗形式的可取性，并在一位熟稔的社会工作者的推荐下向 Q 医生寻求帮助。

她还抱怨走路时会出现周期性的不安全感，她将其描述为"走得很高"。此外，她对自己与13岁儿子的相处困难感到不安。他不听话，她则公开地用读过的"心理健康原则"来处理这件事，但是当她"说出"她认为自己应该说的话时，她感觉自己的"内心深处"想强迫他，她觉得他一定能感受到；但她认为，如果她"明智地"处理这件事，她的丈夫应该会更赞同。而当她以言说的方式处理失败时，她会感到沮丧，之后她的儿子会变得顺从（例如关于学习）。为了博得丈夫的认可，她还做了别的事，例如买他似乎会喜欢的那种挑逗的衣服，当他不欣赏时，她就觉得难过和叛逆。

埃纳太太在第二次访谈中，自发地说了几件事，这显示向她介绍结构分析的观念会比较容易。其中有些可能是基于她以前的治疗经验，有些则是基于直觉。"就像个小女孩一样，我想要得到丈夫的认可，即使我不赞成那些我为了得到认可而必须做的事。我想这就是我过去对父亲的感觉。当我父亲和母亲分开时，我想，'我本来可以留住他的。我对他这么忠心。'""我内在某些成人的部分知道我表现得像个小女孩。"有人建议她至少在她的会谈中可以让小女孩多出来一点，而不是试图把她关在里面。这对她来说是一个新想法，因为这与她以前治疗师的建议相反，这让她感到惊讶和好奇。"这看起来太厚颜无耻了。不过我喜欢孩子。但我知道我无法符合父亲的期望。"

对于她对儿子的那份隐藏的态度，她说："我妈妈就是这样对待我，她试图强迫我。"

有了这些和其他自发的陈述，要画出她的结构图不难：像母亲的那些行为；她成熟的部分；想要得到认可的小女孩和反抗的小女孩。到了第三次会谈，便很容易转换成结构分析常用的词汇；这些实例分别代表父母自我、成人自我、顺从的儿童自我和叛逆的儿童自我。

当她讨论她走路的症状时，Q医生说："那也是那个小女孩。"（行为诊断）她回答："哦，我的老天，真的！小孩子是这样走路的。正如你所说的，我能看到一个小孩子。你知道他们是如何走啊跌的，又如何站起来。很难相信，但这对我来说是有道理的。正如你所说，我觉得我不想走路：一个穿着连身衣的小女孩宁愿爬或坐。我现在觉得好笑。他们拉着你的右肩，把你提起来，你气得想哭。你知道我的肩膀还在疼呢。多可怕的感觉！在我非常小的时候，我妈妈要工作，我不想去日间托儿所，我不走，他们强迫我。但我对自己的儿子做了同样的事情。我不赞成他不服从的，同时我想的是，'我不要不赞成，我知道他的感受。'这真的是我妈妈的不赞成。那是父母自我的部分吗？我有点被这一切吓到了。"

通过这种方式，病人的父母自我、成人自我和儿童自我作为实际自我状态（现象学现实）的现实便得以确立。当她提到被吓到时，Q医生注意到她之前接触过的神秘主义和催眠等，已对她的成人自我造成污染，他煞费苦心地向她保证治疗中谈论的内容，没有任何神秘之处。他强调是由她早年的实际经历（历史现实）中推导出父母自我、成人自我和儿童自我的，并运用容易理解的事件来讨论它们的选择性呈现。然后，他解释了成人自我如何保持对儿童自我的控制而不是被它混淆，以及成人自我如何在父母自我和儿童自我之间，进行调解以防止抑郁的发作。所有这一切都被相当详细地讨论。

第四次会谈开始时，她说："在这一周，我15年来第一次感到内心的快乐。我已经试过你所说的话了，我仍然能感受到那个想跑出来的抑郁，以及当我走路时那种怪异的感觉，虽然我知道这些事还在那里，但我可以处理了，这些不能再干扰我了。"到这时候，她和丈夫、和儿子玩的心理游戏已经显出梗概了。她和丈夫之间的顺序是：她诱人地服从，他冷漠地给出反应，她感到失望和沮丧，然后他试图弥补。她和儿子的部分则是：她使用诱人的推理，他冷漠地给出反应，她感到失望和沮丧，然后他以延迟的服从来弥补。虽然当时没有向她指出，但这些都是自虐的和施虐的家庭游戏，像其他游戏一样，双方都得到了主要和次要获益。例如，在服从游戏中，她儿子的一个主要内在获益，是让母亲感到痛苦，而一个主要的外在获益是他避免了学业的竞争；再者，当他服从时，他经常设法赢得一些物质收益。在这种情况下，病人可能可以使用成人自我对成人自我的方式互动，而不是使用父母自我对儿童自我的方式，运用好的理由而不是甜蜜的理由。

以上举例说明了要处理的问题以及如何处理。由于病人在结构分析和沟通分析方面有明显的悟性，仅经过五次个人会谈后，她就被认定为可以进入一个相对复杂的治疗团体。

她在第三次参加治疗团体时说，在经历了15年的痛苦之后，她现在感到多么舒服。接着她表示，这是因为她继续学习由成人自我来控制她的症状和人际关系。她还说她儿子的行为和感觉变得多好，现在她和他相处得多好。团体中有几个专业人士也是病人，其中一个问："你来Q医生这儿多久了？"Q医生对此笑了笑，埃纳太太认为他在嘲笑她。Q医生小心地解释说，他不是在嘲笑她，而是在微笑，因为他知道专业人士在她回答问题时是怎么想的。这个解释让她很满意，她说："我已经来一个月了。"医生允许自己微笑的原因，是针对其他病人而不是埃纳太太，他的自我显露是成功的，因为它影响了那些心存怀疑的病人的预期反应，这些病人本身就是专业的心理治疗师，他们也是结构分析的初学者。这使得他们对这个程序的可能性产生了更强烈的好奇。

很少有病人能够像埃纳太太那样迅速地明白并理解症状和社会控制的原则，而选择她这个案例的原因就是它戏剧性的阐述价值。由于她的儿童自我受过严重的创伤，因此这只是她治疗的开始，以后还会遇到各种困难。但初始阶段的顺利促使产生了很有治疗价值的希望和理解，并有助于在治疗师与病人的成人自我与儿童自我之间，建立令人满意和可行的关系。它还开始建立了一个由治疗师来取代原始父母的过程，鉴于儿童自我里精神分裂症的元素，这个做法是适当的。最重要的或许是，比起原来的情况，病人能更舒服地继续接受治疗，而且使她儿子在成长的决定性时期能更加顺畅。通过在治疗过程中建立社会控制的能力，她不仅使自己的生活更幸福，也为其他家庭成员带来了幸福。

在本书末尾的附录中记录了在这个案例中，对症状控制和社会控制的进一步做法，以及为埃纳太太的儿童自我进行去除混淆工作所采取的步骤。

2. 症状缓解。30岁的家庭主妇艾可斯太太经结构分析后，症状得到了缓解。多年来，她曾由于疑似器质性变化引起的疼痛而向许多专家求诊。直到一切尝试都失败了，她才去看了心理医生。从一开始就很明显，最初的阶段就是关键阶段，因为只在她忽视了丈夫某些明显的行为缺陷的情形下，其婚姻才能得以维持。

对这个情况的结构分析如下。丈夫神经症的行为对艾可斯太太的儿童自我很有吸引力，因为这给她带来了很多主要和次要获益。然而，从成年人的角度来看，这太离谱了。但是由于受了污染，儿童自我妨碍了成人自我的抗议；她为他的所作所为提供了各种伪逻辑的借口和解释。去污染工作可能对她的婚姻构成威胁，因为如果他的行为继续保持不变，她自主的成人自我可能不会长期容忍他的行为。而且，如果她不再玩那些构成他们婚姻纽带关系重要成分的游戏，那么她的儿童自我会对这种剥夺感觉到强烈的绝望。这些危险在三个不同的场合中向她显露出来，每次都以她当时的状态可以理解的方式。每次她都重申继续治疗的决心。这些动机检验不仅分别阐明了治疗师和病人的责任，而且在对治疗情况进行现实评估的基础上，通过做出决定，来启动对成人自我的强化。这个程序中有关移情的成分，就是儿童自我对治疗师做法的反应，被分辨出来以便在适当的时间处理。当她能够感受到并表达对丈夫行为的自主性成人自我的愤怒和失望时，她的痛苦便逐渐消失了。

上述症状的缓解不是基于"表达敌意是好的"这种格言而盲目地表达愤怒，乃是经过精心策划的结果。病人自己的成人自我，能够感受到准备步骤的精确性和实用性。除了对治疗效果表示感谢之外，她还能够了解在结构方面的三个主要原则。首先，失望和怨恨能被公开的事实，表明目前她的成人自我在某种程度上已进行去污染了，因此她也能够在其他情况中，测试和行使她新发现的自主性。其次，既然她的成人自我可以成为治疗的伙伴，那么治疗就可以进入不同层次进行。第一个障碍安全通过了，她的婚姻得以保存。如果她愿意，她可以看到实际上她比以前处于更好的位置，而且能确保在改进的基础上继续维持这种好的状态，这个认知给了她新的勇气。最后，这些怨恨本身是可疑的，因为其中有些孩子般的矛盾心理，而且她从几个人选中挑了艾可斯先生作为她的丈夫，在这一点上，她的儿童自我显然暗中鼓励了丈夫的那些行为。由于这些种种因素，不能只认为表达"敌意"是"好"的，而是需要治疗师和病人自己批判地审视。

就在她失去了一些以前在婚姻中能得到的获益之后，她的儿童自我开始将注意力转向治疗师。她试图操纵他，因为她之前成功地完全操纵过几个父母型的人物，包括她父亲的一些朋友和一位早期的治疗师。对这场游戏的分析让她感到不安，她的表现也变得不那么文雅了。接下来可以分析她童年时期的一些家庭游戏，以及她目前的婚姻游戏。随着她的儿童自我开始经历越来越多的未绑定的贯注，她的脚本开始出现，她的生活变得越来越阴晴不定和紧张。这段时间，她的成人自我在她的外在活动中变得越来越强壮，而同时在她的治疗过程中却几乎完全退役。由于她不再玩婚姻游戏，她丈夫的儿童自我反而变得困惑、焦虑和沮丧，他也开始寻求治疗（与另一位治疗师）。

最终，她开始以更多的精力、满足感和平静的态度继续生活，这不仅造福了他们的三个孩子，对她自己也是有利的。在下列情况中她能够停止治疗。自我状态的变化伴随着内心及肌肉组织之韵律及姿势的同步变化。当她在成人自我状态的时候，她是没有症状的。如果她由儿童自我接手，那么症状会复发但不再那么严重。通过运用社会控制和成人自我进行新的选择，来处理家庭和社交生活中的早期游戏，她能够放弃儿童自我的主导地位。借此，她几乎可以控制症状的发生。在所有相关的人看来，她的婚姻得到了很大的改善，这是一项额外的收获。

在这个例子里，症状缓解比症状控制先发生。通过一定程度上去除儿童自我的混淆，部分地解决了她的脚本，永久地缓解了一些症状的严重程度，余下的则由成人自我的选择方案来处理。

有时，可以通过教授病人更好地玩游戏来提供另一种缓解症状的方式。事实上，神经症病人的儿童自我会来到精神科医生办公室的主要动机通常只是：这个儿童自我希望治疗师教他更成功地玩游戏。因此，如果从结构上分析寻求治疗的动机，它们通常排列如下。关于父母自我：一个人应该要做好人，抚养孩子，做家务等；关于成人自我：如果儿童自我能受到控制或冲突能得到解决，或者父母的影响能得到缓和，那么病人会更快乐、更有效率；关于儿童自我：如果一个人将自己的心理游戏玩得更好，那就会更快乐，也就是说，从与其他人的古老的沟通模式中获得更多的主要和次要获益。后者的一个变体，是希望治疗师愿意在没有其他人玩耍的情况下和他玩耍，从而给病人的儿童自我一定程度的满足感。一位机智的病人通过问另一位病人来表达儿童自我和成人自我接受治疗的动机差异："你是来做治疗还是来接受治疗？"这在熟悉的警句中以另一种形式表达："神经症来治疗是为了学习如何成为更好的神经症。"

婚姻咨询是一种通过辅导来提供症状缓解的常见形式。听起来像是"婚姻"或"人性"之类抽象概念的教导，但实际上通常是在指导如何从诸如"性冷淡的女人""预算"或"儿童心理健康"等特定婚姻游戏中获得更多的满足感。

普罗图先生是一个通过指导而成功缓解了症状的例子。正如他所说，他在玩的睡衣游戏中，想要"大开杀戒"一番。但他的社交焦虑，在他的销售工作中显现出症状来，而影响了他的效率。他来治疗的目标就是为了能赚更多的钱。由于种种因素，治疗师接受了这个目标。在很长一段时间内，普罗图先生建立了症状控制和社会控制，以便可以更好地玩销售游戏。这种控制经由揭露儿童自我的愤怒来实现，这些愤怒隐藏在"大开杀戒"这个务实的商业隐喻之下。他在日常工作中的低效率、动作倒错和症状爆发，部分是因为很激烈的父母式冲突（父亲与母亲间），因此他的儿童自我总是避免实际发生杀戮。很快，他的成人自我意识到自己必须控制什么，并且他在工作时间成功地做到了这一点。此外，分析他在业务中所玩的销售游戏，使他在与客户的儿童自我打交道时更大胆、更熟练，并保持他的成人自我，能防止他们操纵他的儿童自我的企图。结果，他没有开杀戒，但他确实开始赚更多的钱。然而，由于从未分析过他儿童自我里的愤怒，他仍然是一个"晚上和周末神经症的病人"。但最初的有限目标达到了，他那些由于儿童自我玩得不好而无法获得足够满足所导致的症状也减轻了。

为了公正地评估这项技术，应该说这个叙述是综合了两个相似的病历。普罗图先生专门来治疗，是为了增加他的收入，但他从不承认接受治疗和他增加了收入有什么关系，尽管他的治疗团体的成员们都认为确实如此。普罗图先生出于传统原因来到这里，并通过游戏分析的副产品增加了他的收入，他坦率地称赞了这种治疗，因为他改进了业务联系的处理方式。赌徒身上的那种兴奋、沮丧、强迫和冲动特别容易通过游戏分析来得到治疗。纸牌玩家要是能学会更好地与他人的儿童自我打交道，限制自己的儿童自我的操纵，和不屈服于冲动的诱惑，那么他们在牌桌上将大有优势。尤其是专业人士设计的、经过狡猾计算的装置将会失去效力，这些装置专门用来削弱成人自我而吸引儿童自我。通过游戏分析，结果是能得到更成功、无症状的赌博。这是一些技术上的乐趣，因为获得治疗效果并不难，可以通过简单的算术来衡量。

3. 移情治疗。从结构方面来说，是指治疗师取代原来的父母，从沟通方面来看则意味着治疗师要么允许病人与他一起继续玩在童年因原始父母过早死亡或离开而中断的游戏，要么以比原始父母所做的更温和的形式来玩游戏。

萨克斯太太，第四章中提到的具有不稳定贯注的偏头痛女性，根据这些原则接受了一段时间的治疗。活跃的移情是基于这样一个事实，即她的父母，尤其是她的母亲，在她年幼时不把她当人看。他们的做法是从很小的时候起，每当她弄湿或弄脏自己时，就毫不留情地羞辱她。她最痛苦的一个记忆是，有一天，一位深爱她的叔叔抱起她、拥抱她，而且在她尿湿后，他仍然继续抱着她；于是她妈妈说："她这么脏，你怎么能抱着她？"在她说出这件事之后，治疗处境变得更清晰了。治疗师只需要在她讲述这类事件时，做出体面的回应就好了。他需要通过许多测试才行。过了一会儿，她很明显地通过嘴"小便"，后来又对他"大便"，看他是否会像她母亲那样"把她推开"，还是像她叔叔那样"坚持下去"。只要治疗师做出适当的反应，她的治疗就会很顺利。后来，当他开始做诠释时，再次出现了困难。即使是措辞最谨慎的干预，也会将她脑海中的场景从叔侄游戏转变为母女游戏。第一个测试是允许的游戏，第二个则是挑衅和反挑衅的游戏。

在这种案例里，当她确信治疗师将扮演叔叔的角色时，移情治疗就发生了。叔叔是她最初的父母形象之一。即使当她将治疗师视为母亲时，儿童自我也能发现，与治疗师玩母女游戏比与丈夫玩母女游戏更方便、更没有威胁，因此尽管后来治疗变得风雨飘摇，但从表面上来看，情况仍然是好转的。（父亲在这里没有主动介入其中。）治疗师允许她一方面重新开始因叔叔去世而中断的游戏，另一方面以更温和的形式继续母女游戏。在这两种情况下，其儿童自我得到了足够的满足，使她感到些许安慰和释怀，并且她确实比在最初的情况下拥有更多的不受父母限制的自由。

一位女病人在下面的梦中巧妙地代表了她的移情的治愈："我洗澡的时候，你拿走了我的衣服，只留下一件浴袍给我。但不知怎的，感觉好多了。"她将这个梦解码如下："你在这种治疗里带走了我所有花哨的游戏，但你给我的反而更好。"她的意思是治疗师比她的父母更仁慈。当然，浴袍代表了剩下的游戏，也就是她和治疗师一起玩的游戏。

4. 精神分析治愈。从结构的角度来看，精神分析的治愈是指以一个基本上已经去污染的成人自我，作为治疗盟友来对儿童自我去除混淆。治疗可以被视为一场涉及四种人格的战争：病人的父母自我、成人自我和儿童自我，加上治疗师充当辅助的成人自我。在实务上，这个概念具有简单但重要、甚至决定性的预后意义。与任何战争一样，数字至关重要。如果治疗师要独自一人处理病人那合作稳固的三个部分，那么成功的机会是三分之一。精神分析中的精神病病人通常就是这种情况。如果病人的成人自我可以经由初步的结构分析进行去污染，并被招募为治疗的盟友，那么这儿就有两个成人自我对抗父母自我和儿童自我，成功的概率就有一半了。

如果治疗师不仅可以吸引已去污染的成人自我，还可以吸引病人的儿童自我，那么与父母自我的对抗就是三比一，成功前景相对看好。对于神经症病人，一般来说，父母自我是主要敌人。对于精神分裂症病人而言，有时最佳阵容是父母自我、成人自我和治疗师一起对抗儿童自我，在这种情况下，治疗师要寻求联盟的对象是病人的父母自我而不是儿童自我。从结构的观点来看，电击疗法似乎具有这样的吸引力，其结果是病人的父母自我和成人自我，都决心阻止儿童自我再次让他们一起陷入令人不愉快的困境与黑盒子里。特洛伊先生就是采取这种立场的一个好例子，他积极且明确地努力维持这个立场7年以上，不论是诉诸教条或理性，严厉谴责儿童自我的任何展现。当他开始将环境中的真实儿童视为拥有自己权利的独立个体时，关键时刻到来了。

精神分析以自由联想为基础，并暂停了审查的工作。首先，这表示儿童自我可以自由说话，不受父母自我或成人自我的干涉。然而，在实务中，特别是在一开始时，儿童自我可能会被隔在一边，而且通常是父母自我能不受成人自我干扰地自由发言。因此，可能需要一些特别技巧，才能绕过父母自我而带出儿童自我。然而，在这种情况下，当儿童自我在说话时，父母自我和成人自我都在听着，并且都知道发生了什么。这点显示了精神分析与诸如催眠和麻醉分析等做法的不同之处，在那些做法中，父母自我及成人自我通常都被暂时停用。当成人自我重新上阵时，治疗师会告诉他儿童自我曾说的话。这不像成人自我全程都在运作那样令人信服或有效，这就是精神分析的优越性。在催眠中，母亲和家教老师被隐喻式地送出房间，之后再由治疗师告诉他们儿童自我说了什么。在精神分析中，儿童自我在他们面前说话，他们能直接听到。稍后讨论的回溯分析保留了这一优点，同时更直接关注了儿童自我。对药品LSD-25的治疗性应用似乎也呈现了类似的前景。[1]

在艾可斯太太的案例中已经介绍了，使用结构分析为成人自我进行去污染工作，并以此作为精神分析治疗的准备；同时，沟通分析、游戏分析和脚本分析能为卡特斯太太随后的精神分析工作奠定良好的基础。脚本的展开就是精神分析过程的实质。移情不仅包括一系列相互关联的反应、一种移情神经症，而且包括一部动态渐进的移情戏剧，包含希腊悲剧的所有元素和分段。因此，如前所述，在脚本分析里，俄狄浦斯不仅作为一个独特的人物出现，也作为一个无情地走向预定命运的人。

— 注　记 —

很明显，本章若充分注释，则将包含关于心理治疗的大量文献。芝加哥的《精神分析疗法》(*Psychoanalytic Therapy*)一书中列出了一份精选的清单。[2]

亚历山大（Alexander）对"矫正性情绪体验"的描述进一步阐明了萨克斯太太的案例，甚至更恰当地阐明了艾可斯太太的案例。

就结构的角度而言，亚历山大的原则是一种精神分析原则，因为其目标是：为儿童自我去除困惑，用脚本分析的语言来说，让他"结束这场演出并让新戏上场"。正如亚历山大所说："旧模式是孩子试图适应父母行为的尝试……分析师客观的及理解的态度允许病人……对老问题做出新的解决……当病人继续按照过时的模式行事时，分析师的反应要确切符合实际治疗情境"（pp. 66-67）。从沟通的角度来看，这意味着，当病人的儿童自我试图激怒治疗师的父母自我时，治疗师会以成人自我来面对。治疗效果来自这种交错沟通所引起的不安。在游戏分析方面，治疗师拒绝玩游戏会使病人的儿童自我成长不足。这在《悲惨世界》（Les Misérables）故事主角冉·阿让的案例中得到了很好的说明（pp. 68-70）。

费尼切尔（Fenichel）[3] 对"移情改进"的概念做了技术讨论，且列出了参考书目。

—— 参 考 文 献 ——

[1] Chandler, A. L. & Hartman, M. S. "Lysergic Acid Diethylamide (LSD-25) as a Facilitating Agent in Psychotherapy." *Loc. cit.*

[2] Alexander, Franz, & French, T. M. *Psychoanalytic Therapy*. Ronald Press Company, New York, 1946.

[3] Fenichel, O. *Loc.cit.*, p.559 ff.

第十五章

团 体 治 疗

目标

将沟通分析作为一种团体治疗方法来使用，因为它是一种源自团体情境本身的理性的、原生的方法。它既不依赖将"团体"的概念视为形而上的实体，也不依赖于投机地使用一些并非主要为了团体情境设计的技术。

在团体治疗中，沟通分析理论的目标，是让每个病人经历结构分析、沟通分析（本身）、游戏分析和脚本分析的渐进阶段，直到达成社会控制。这一目标的实现不仅可以通过观察自己反应的变化来验证，还可以通过单独观察未接受心理治疗的亲近家人的行为变化来验证，像是埃纳太太的儿子和多达太太的丈夫的例子。还可以通过他如何掌握对生活里他人的操纵企图的回应，来检验和练习，例如普罗图先生所提及在购物情境与商业互动中的情况。应用理论的可能结果是——而这样推测通常是正确的——带来的社交体验上的改善能减少早期存留的扭曲和焦虑，并减轻一些对病人及治疗师而言都是可预测、可控制及可理解的症状。在更密集的治疗状况里，沟通分析也能有效地成为精神分析治疗的预备和同盟。

方法

在几乎所有阶段，病人都明显地希望知道自己已经完成了什么、正在努力完成什么，以及当他受的教育足够时，他还会希望知道在未来完成什么，而能知道这些其实是可行的也是适当的。因此，几乎在每个阶段，病人和治疗师之间都完全了解治疗的情况。病人对所讨论的具体因素也充分了解，如同学生治疗师处于相应的学习阶段一样；而且经验显示，即使病人的"智力"非常有限（根据心理测验量表的衡量），他也能够理解这些因素，因为他自己曾经历或参与的每一步临床情况都记录得很详细。

对于同时开始的病人，整个过程都可以在治疗团体中进行。对于后来才加入的成员，则需要在个别会谈中为他进行一些准备，以便他在进入团体时，能够在一定程度上了解团体中正在发生的事情。通常情况下，对于一个即将进入团体的病人而言，掌握结构分析的临床视野是非常充分的准备，即使他要进入的是非常高阶的团体。如果他同时有机会测试和接触到治疗师，让他对自己的游戏将如何被处理有一些信心，那么这将有助于他克服第一次团体体验的焦虑。如果他因为过去的创伤而对与治疗师的接触过于谨慎，那么可能会推迟他的加入，直到他克服起初的顾忌。

一旦进入团体，他就成了治疗对象，治疗师会带着应有的审慎态度执行各种分析程序，这些技术已在前几章中描述过。同时，治疗师可能会依其习惯做法，机会主义式地借用其他理论的技术，例如精神分析的解释和策略。因此，沟通分析并不是要取代心理动力的团体治疗[1]，而是提供一个主要的矩阵，其他治疗操作可以根据治疗师的个人倾向在矩阵中找到自己的位置。它不是要成为整个心理治疗军械库的独门替代品，而是成为强大的补充。

开始一个团体

本节和下一节关于病人的选择乃是经验性的，材料来自不同治疗师对各种类型团体的反复与广泛的讨论，这些治疗师来自不同类型的治疗机构，带领过众多不同的团体。这些想法都在旧金山社会精神病学研讨会上接受了最批判性的论证，所陈述的原则在大多数情况下代表了会中大多数的共识，并经过实际临床经验的检验。

首先，在采取任何实际步骤之前，对于准治疗师来说，最有益的做法是至少花一次长时间会议（两个小时或以上）来讨论计划中的团体。以下主题被认为是最可信和最适切的。

1. 讨论治疗情境的组织层面。治疗师如何看待这些，病人从他们的情境中可能如何看待，以及讨论者如何看待。借由绘制"权力结构图"，将"权力"的样貌尽可能全部分解成基本元素。由病人开始，一步步得出合乎逻辑的结论，一直到最后可能以美国总统与选民为终点。每个团队中，每个人心中对该项目有关的假想，都被仔细争论。例如，如果该项目是由接受联邦资金的机构赞助，那么这个链接可能从病人、他们的亲属和医生开始，再到治疗师、他的督导、机构负责人、管理委员会以及卫生、教育和福利部长，一直到美国总统。这条链接中的每个人都可能拥有一组假设，关于治疗项目中什么是"好"什么是"坏"。治疗师有意识地或前意识地觉察到这些假设，以及它们对他的行为可能产生的影响。

因此可以想象，治疗团体中可能发生一些事情，扰乱了这条链接中的任何人或甚至所有人，以至于不仅会引起局部的焦虑，甚至会引起国家关注。例如，退伍军人管理局特别易感于此类遥远影响的波动，而且会不断关切其变化。每一个影响都会对治疗自由产生潜在的抑制。在治疗师的个人计划和兴趣，以及病人的福利方面，也必须考虑基金会、大学和其他相关官方机构的影响。私人执业者所进行的团体通常比较不受到这类影响的干扰。由于许多治疗师都知道公立医疗机构的病人会写信给州长甚至美国总统，因此将这种类型的分析推导出合乎逻辑的结论，不是只有学术的意义。

2. 讨论治疗的目的。对预期的治疗师而言，他常会惊讶地发现，自己很难规划出想要如何进行。他试图治愈病人的什么？他试图影响他们的行为使其发生什么变化？他和病人如何知道这些目的何时实现或何时没有实现？从这个角度来看，不明确的、伪善的或纯粹概念性的目标并不受欢迎，而企图以可操作的公式代替之。奇怪的是，精神科医生尽管受过医学训练，但在这方面往往与非医学背景的治疗师一样心肠太软，有时需要在严厉的批评声中修正这种多愁善感的模糊做法。

3. **对治疗师自己的动机和关于设计中的团体的幻想进行结构分析**。治疗师一开始会很自然地展示成人自我的规划。从这些中，逐步小心翼翼地分解出父母式元素，以及任何自然而然添加到其中的元素。最后，说明任何他有所觉察并愿意讨论的儿童自我的动机。治疗师自己的游戏和学来的游戏都要提出讨论，并审视它们对未来病人的可能影响。因此，或许会发现，初学者可能有一种"建议"的态度，倾向于玩"你为什么不……是的，可是"的游戏，并且他可能已经学会要按照 K 教授的规则，或者按照 Y 先生的规则来进行团体治疗。

4. **讨论如何选择病人**。特别注意治疗师的自闭、恐惧或势利的态度。

对于预期中的治疗师来说，他不太可能用漫不经心的态度，对自己的项目进行如此严格的检查。由于该团体尚未开始，情况还有转圜空间，因此他所说的任何话都还不是承诺或既成事实，一切都还可以进一步考虑。在实务中我们发现，大多数治疗师对这样的初步检视都心存感激，而且当他们终于要坐在病人面前时，会发现这些很有帮助。

病人的选择

关于选择的传统态度能浓缩成这句："设立选择标准是好的"。其中"好（Good）"这个词的英文首字母用大写形式，因为这个假设是内隐的，并且几乎总是基于信仰；它很少被天真单纯的治疗师质疑。然而，仔细检查它的含义则经常导致立场的反转："设立选择标准几乎从来都不是好的。"这些标准通常可以归因于治疗师个人的偏见，他由此可以合法地使用这些标准，直到他更有自信，或者改变态度，或者学习更多；但最好将它们看成专业能力不足的症状。

由于沟通分析理论已经在以下群体中得到了充分验证：神经症病人、性格障碍病人、忽轻忽重的精神病病人、边缘性病人、性精神病病人、已婚夫妇、精神障碍儿童的父母和智力迟缓者，因此可以有信心组成上述类别病人的团体。此外，已证明，在不考虑年龄、症状严重度、精神病经历、社会阶层或智力差异之下，沟通分析理论对包含前五类"随机"组合而成的治疗团体是有效的。因此。这种混合团体也可被视为一项实际的做法。该方法目前尚未在急性精神病人、酗酒者、毒瘾者、囚犯及其他特定病例群体中得到充分验证。但是，尝试把这个理论用在此类病人的治疗上，也没有任何令人犹豫的理由。（各种公共机构都针对所有类别的团体进行了良好的前导性的试点团体，同时也在对"身心证"病人进行测试。）

一般而言，无法根据病人在日常生活或个人访谈中的行为可靠地预测他在团体中的行为。一个迟缓的抑郁症病人不一定会在团体中继续保持迟缓，一个被迷惑的妄想病人也不一定会把他的妄想当作一个无法控制、令人不安的因素带入团体。想在特定情况下解决此问题的唯一方法，就是尝试看看。

在处理这两个经常在科学会议和文献中出现的问题上，沟通分析是一个特别富有成效的方法。

1. 团体中有"垄断者"的"问题"。熟悉游戏分析的团体有优异的能力来处理它。

2. 沉默。在这样的团体中，"沉默"从需要被解决的"问题"转变为需要被研究的现象。这里的问题不是"美丽词汇的交互"，而是什么是"交互"。

治疗师选择病人的标准越少，他学习的可能性就越大。这样的标准通常意味着："我只想要那些会玩我觉得舒服的或喜欢玩的游戏的病人。"通过邀请"不合适"的病人加入他的团体，他有机会了解新游戏。最糟的情况就是这些标准可能只是治疗师基于利己之故而设。

然而，可以用结构方面适当合理的陈述，作为选择特定病人进入特定团体的标准。对于某些缓解性精神分裂症或电击治疗后的精神病病人，采用纯分析性的成人方法可能是极不恰当的，至少在最初期是如此。这类病人可能会被安排在特殊类型的团体中，在该团体中，治疗师决定主要发挥父母自我而非成人自我的功能。迄今为止，这是唯一适用于沟通分析治疗团体的合理标准。

初始阶段

以下将提供两个临床案例，一个用于说明沟通分析的介绍阶段，另一个用于示范社会控制的建立。

Q医生被邀请担任一家州立医院的顾问，那里几乎所有一千名左右的病人都在接受团体治疗。不同治疗师使用了多种不同方法：道德劝诫、分析、回忆、"互动"、"支持"、"热座（hot heat）"和情绪宣泄。大多数病人是性精神病病人，治疗目的是让他们康复以安全释放性能量。Q医生的第一步是在方便的时间参与一个团体聚会。这个团体大约有20名病人，这些人他从来没有见过。他们之前已经进行过六次会谈，原定每次一小时。他最初的目的只是熟悉医院运作的一般程序，例如空间安排；观察这些男士的一般态度；并了解他们对团体治疗计划的看法，以便看到自己能提供哪些合适的服务。图15.1所示是座位图。

原本的治疗师Z医生介绍了Q医生是他们的顾问，之后出人意料地让出主持位子，他表示由于Q医生比他更了解团体治疗，现在要让Q医生来负责本次会谈。于是Q医生说，他来是为了协助团体治疗计划的执行，如果能知道成员们的想法，他可能会做得更好。

他们反应热烈，很多成员都说这是他们遇到过最好的事情，他们第一次知道活着是什么，以前每个人都生活在一个相隔甚远的小世界里，以为别人都反对自己，或每个人都只为自己着想，而现在他们明白了，当你认识了人，你会喜欢他们，而且他们会接受你；以及其他类似的赞赏性陈述。同时，他们一样很认真地指出对某些团体治疗师及治疗程序的抱怨。Q医生静静地听了大约20分钟。最后，一号先生说，他已经学会了客观看待自己和自

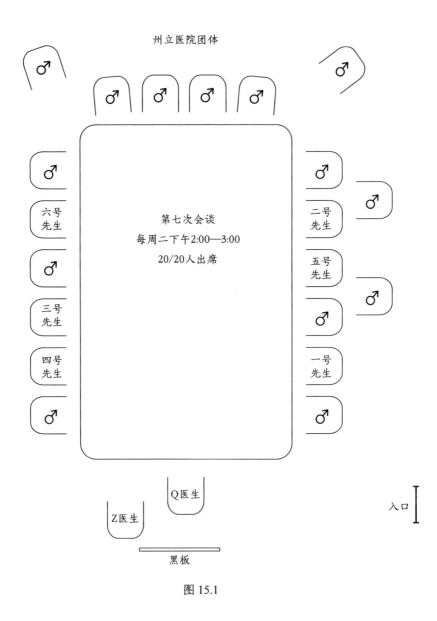

图 15.1

己的生活，并写出了他的自传，以便自己能更清楚地思考。最后他总结说"其中一些很有道理，有的却很怪异"。男士们笼统地讨论了几分钟，然后 Q 医生问一号先生说："当你说其中一些很有道理，有的却很怪异时，你是什么意思？"

一号先生回答说："嗯，有些是很直接的，有些像你小时候做的那样。我以前借我爸爸的车时，会把车上的速度计断开，这样他就不会知道我开车的速度了，那是小孩子会做的事。这就是我爸爸过去常让我感觉到的，让我觉得自己像个孩子，即使在我长大之后。"

另一位成员，二号先生跟着说："我以前也有这种感觉。"

"即使在我独立生活之后，当我走进房子看到爸爸坐在那里时，我又觉得自己像个孩子了。"

男士们现在开始了一轮生动的"我也是"来消磨时间。他们当中有几位描述，他们很难在父亲面前感受到自己长大了，不知怎的，父亲总是让他们觉得自己像个孩子。对于年长的成员来说，这是一种回忆里的感受，但对于一些年轻的成员来说，这些情况则更直接。在场最年轻的三号先生，还不到21岁，当他说是他的妈妈给他这种感觉的时候，话题换了个方向，仍然有一些"我也是"接着出现。

虽然 Q 医生进场时没有预设要介绍结构分析的概念，但他觉得这是一个不容错过的好机会。于是他走到黑板前，画了三个独立的圆圈，如图15.2 (a) 所示。

"好像你们在这里讲了三件不同的事情，"他大胆地这样提出来，"就像这些圆圈一样。一个是你觉得自己像个还在家里的孩子，一个是你想成为的大人，如同你在外面的样子，还有一个是让你感觉自己像孩子的父母。"

"事情就是这样！"一号先生表示同意。

"你说得有道理。"二号先生说："我记得小时候有一次……"他开始巨细靡遗地讲述他早年的故事。Q 医生从他说话的方式中得到的印象是，他试图"挖掘重要的材料"，而这个"考古学（Archaeology）"游戏正是他们在原来的治疗师 Z 医生的带领下而习惯玩的游戏。听了几分钟后，Q 医生打断了他。

"因为我只会参加这个团体一次，"他解释说，"所以，如果我们只讨论你对这一切的感受而不是深入细节，可能会更好。"

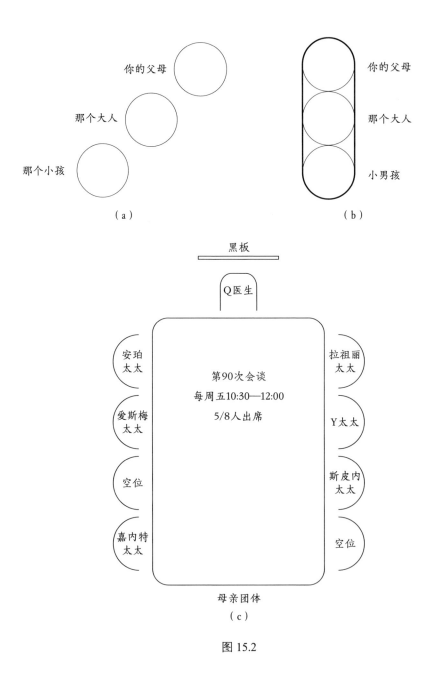

图 15.2

"有趣的是,"四号先生说,"即使你长大了过着大人的生活,有时你仍然表现得像个孩子。"

"这就是为什么我们最初来到这里的原因。"五号先生说。

"有一件关于我的事，"六号先生说，"即使我不在家，我也会表现得好像我知道他们希望我怎么做的样子。"

在证实了这两个观察结果之后，Q 医生再次介入。

他指出，"在我看来，它更像是这样。"同时，他在黑板上画了图 15.2（b），也就是结构图。"似乎即使你长大了，你也把那个小孩子藏在心里的某个地方，每隔一段时间他就会蹦出来。"

四号先生颇为感慨地说："多年来，你甚至可能都不知道他在那里，然后有一天，宾果！原来他在那里。"

"即使你的父母不在身边，"Q 医生接着说，"你们中有些人，似乎无论走到哪里，都把他们装在心里，而这也和你的行为方式有关，正如你们中间的一位说过的。所以如果这大椭圆形代表你的人格，最上面的圆圈可能就是你心中的爸爸和妈妈，中间的圆圈可能是你想要成为的大人，而你目前已经是个大人，底部的圆圈可能是你回家时会出现在身上的小男孩，或者不管怎样都要冒出来给你惹麻烦的小家伙。但是，请记住，即使他有时会给你带来麻烦，他身上也有很多优点可以发挥出来，而且他是一个值得陪伴的好孩子，所以不要说他'幼稚'而想要摆脱他。你要做的反而是试着去理解他，就像在你还是个孩子的时候，你希望爸妈能试图理解你一样。"

"这很有道理。"六号先生说。

"嗯，"Q 医生说，"我想，现在要结束了。我已经了解了我想知道的东西。你有什么想要告诉他们的吗，Z 医生？"

Z 医生摇了摇头。

"谢谢大家到来，"Q 医生说，"我希望能再见到你们。"

"谢谢你，医生。"他们离开时这么说着。

Z 医生和 Q 医生现在回到职员休息室，是 Q 医生计划要讲授团体治疗方法的地方。Q 医生首先让 Z 医生向工作人员说明一下刚刚结束的会谈。在 Z 医生做了概略的介绍，包括男士们的抱怨之后，Q 医生问道："你介意我补充一些细节吗？"

"一点也不介意。"Z 医生说。

随后，Q 医生更全面地叙述了所发生的事情，正如前文介绍的那样。在这之后，他问 Z 医生："您认为我对实际发生的描述相对公平吗，还是其中有一些是我对所发生事情的幻想？"

"在我听起来是完全正确的。"Z 医生说。

预料之中的第一个反对意见来自 A 医生。

"你一定给了他们潜意识的暗示。"

"那么，我们让 Z 医生这位合格的观察员来回答这个问题。"另一名工作人员 B 医生这样建议。

Z 医生摇了摇头："在我看来情况不是这样。"

"他们确实双手奉上了你想要的东西。"C 医生评论道，他读过一篇关于基本的结构分析的论文。

"我不认为这是因为无意识的暗示，"Q 医生说，"我的经验是，如果你在第一个小时，或任何其他时间仔细倾听任何一个病人或一群病人的声音，你几乎总会发现他们提出两种思维方式、两种心理状态或行为形式，其中一种对另一种感到困惑、担心或不赞成。在我看来，这是各种各样的病人在精神病理访谈中最常出现的特征，并且如果不是唯一的话，这是各类病人少有的共同点之一。此外，病人自己几乎总是以某种方式，将这些系统中的一个称为儿童似的，同时通常隐含着不欣赏的味道。"

"无论如何，无须争论我是否给了他们无意识的暗示。如果是，我也不介意。关键是，如果我给了他们无意识的暗示，其他治疗师也是如此。以我的话来说，每个治疗师，不管他是否知道，都会教他的病人如何进行集体治疗。问题是，一种方式是否比另一种方式更好，我认为到目前为止，我的做法得出了最好的结果，这不仅是我得到而已。我所做的一件事就是，当他们想通过谈论童年事件的细节来进入他们习惯和 Z 医生玩的游戏时，我对他们做了一些限制。在那种情况下我明确地告诉他们什么不该做，但我很少告诉他们该做什么。他们只是自然而然地做了。"

奇怪的是，每当 Q 医生在这家医院或其他地方参加一个新团体时，整个过程中都会不止一次地出现"幼稚""不成熟""到处玩耍""玩游戏"等词语。

社会控制

下一个例子说明了社会控制的建立，特别是与"家庭游戏"有关的状况。它记录的是一组精神障碍儿童的母亲的第90次团体治疗。这个团体是在21个月前开始的，当时一家大型市区医院精神科门诊儿童部的一位社会工作者，选择了8位她认为可以从团体心理治疗中受益的母亲。这名工作人员是精神分析取向的，她对沟通分析知之甚少或根本不了解，无论如何，沟通分析当时仍处于萌芽状态，她也没有经历过团体治疗。治疗师没有向她提供选择成员的标准，没有异议地接受了她挑选来的每个成员，也没有做初步访谈。在该团体运行期间，陆续有几位团体治疗学员以观察员的身份参加了团体会谈，包括四名资深社会工作者、一名社会心理学家和一名执业精神科医生。团体定期围着桌子会面，如果需要还有一个随时可用的黑板。

治疗计划参照以下阶段制订：结构分析、沟通分析、游戏分析和社会控制。第90次会谈包括团体成立以来一直出席的四名病人，以及在团体开始15个月后加入的一名病人。

简要介绍：

1. 爱斯梅太太，30岁，之前曾与使用精神分析的社会工作者进行过一些面谈，但加入团体后没有进行任何个别治疗。

2. 嘉内特太太，40岁，在团体治疗期间与另一位治疗师进行单独治疗。

3. 拉祖丽太太，45岁，同2。

4. 斯皮内太太，35岁，之前没有接受过任何治疗。

5. 安珀太太，后来者，40岁，同4。

五位成员都和丈夫同住。他们的孩子患有不同的行为障碍，例如好斗、孤立和破坏性，并伴有失眠、恐惧症等症状，安珀的孩子还有哮喘问题。在整个治疗过程中，主责的团体治疗师没有单独见任一位病人，也没有任何人要求单独会谈，尽管没有明文禁止。

正如所料，最初的几周都在玩"家长会"游戏。然而，一旦女士们掌握了沟通分析的原则，她们就会明白只玩消遣是何等浪费时间，并开始专注于分析团体中发生的沟通。当某位成员家里发生了一件特别的事情，让她觉得有必要在团体中提出来时，她们也以沟通的角度来对待这件事，并很少花时间玩那个他们一开始都沉迷于其中的"你为什么不……是的，可是"的游戏。也就是说，当有人提出个人问题时，他们不会提出多余的建议，而是更愿意分析事件中刺激和反应结构的起源与动机。

本次会谈的座位图如图15.2（c）所示。会谈结束后，治疗师紧接着与观察员进行了讨论，并在观察员在场时口述了对本次治疗的基本叙述。为了阐明正在演示的要点，目前版本已浓缩，并删减了无关内容。根据观察员的看法，这样的说明公平地呈现了发生的事情，并且没有受到治疗师任何扭曲的影响。团体现在已经进入了一个更高级的阶段，但因本次会谈标志着更多合理目标的实现，治疗师这次显得比平时更活跃些。

目前位置（顺时针）：拉祖丽太太、Y太太（观察员）、斯皮内太太、嘉内特太太、爱斯梅太太、安珀太太和Q医生（治疗师）。

> **爱斯梅**：自周五起就有一件事一直困扰着我。我买了一张桌子，回到家我不满意。我想根据在这里学到的知识，我应该能够买到想买的东西，而不是推销员想卖给我的东西。我的成人自我知道自己想要什么，但儿童自我就是无法抗拒推销员。

> **Q医生**：那正是推销员的工作。他是绕过成人自我而吸引客户心中儿童自我的专家。如果他不擅长这件事，他就不会在这份工作上做很久。如果他做得很好，他就会学习用各

种方法让客户的儿童自我做他希望的事。

拉祖丽：我很愧疚在浪费了他们的时间之后不买东西。

Q 医生：嗯，正如你已经知道的那样，你儿童自我的弱点，就是其他人可以利用的优势之一。你在这里学到了很多东西，你只需要在外面更多地运用你的知识，买东西是一个很好的练习起点。你们当中的任何人都不应该被推销任何东西：也就是你们都应该能够买到想买的东西。你必须控制成人自我，并知道推销员是一个训练有素的专业人员，试图接近你的儿童自我。但你也必须知道自己的局限性。如果你知道自己的成人自我只能抵挡一个推销员10 分钟，那么快到 10 分钟时，如果还没有下定决心购买，就应该直接离开商店，而不是冒险让你的儿童自我出来接管。以后你还可以随时回去。如果你这样做，你可能最终能收回你在治疗上的财务投入，这真是一个很好的方式来表明治疗真的有效。但重点是，你必须更多地使用你的知识。只谈论它是不够的，我想你们现在都准备好了。

爱斯梅（起初是一个害羞、困惑的女人，很少在团体中发言）：我的女儿比雅越来越抑郁，我想我知道这是怎么回事，因为上周她对我说，"妈妈，布兰达和我注意到你和爸爸不再吵架了，我们认为有什么不对劲。"我认为因为我改变了游戏，丈夫和我不再玩"吵闹"游戏了。孩子们预期我们会吵架，如果我们不这样做他们就会失望。我得帮她做点什么。

Q 医生：你的意思是她的脚本需要两个吵架的父母？

爱斯梅：是的，这不是一个很有建设性的脚本，但对她来说是一个舒适、不会有任何意外的脚本，而现在这个不见了，这使得她不知道该怎么办。

Q 医生：正如我们在这里谈过的那样，当一个人的脚本被打乱，她会感到困惑和沮丧，也许还有点生气。

爱斯梅：对，我想就是这样，我想我可以帮助她找到更具建设性的脚本。

拉祖丽：你知道，我注意到我必须和儿子吵架之后再向丈夫抱怨，或者与丈夫吵架之后再向儿子抱怨。这就是我在一段平顺时光之后，必须做的事情。

Q 医生：也许有一天我们会发现为什么当事情进展顺利时，儿童自我必须出来制造麻烦。同时，你描述的是一个可切换的脚本，其中包含三个部分：一个是那个"它"，一个是与她吵架的对象，还有一个是她抱怨的对象。和她吵架的那个，与她抱怨的那个是可以切换的。我想也许第三部分也可以切换。也许拉祖丽太太有时会扮演其他角色，而不是那个"它"。也许她扮演的是被抱怨的对象，或者令人抱怨的对象。换句话说，也许这是一个全家的脚本，他们当中任何一个，都可以扮演任何角色，这就是他们家庭生活的重要组成部分。我想拉祖丽太太应该观察一下，看看是不是发生了这种情况。

安珀：我今天有话要对你说。我也喜欢吵架。这就是我和女儿吵架的原因。

Q 医生：（笑）我很高兴你终于承认你喜欢吵架。

安珀：我必须和某人吵架才能保持兴致。

Q 医生：像拉祖丽太太那样吗？

直到此时，安珀太太在团体中的参与完全仅限于：争论，之后又会为自己辩护，并反对团体对她老是在争论的指控。她在对女儿哮喘过敏源的辩护上，一直表现得特别强烈。至此，通过谨慎地处理和仔细地提问，带出了她与女儿"吵架"的过程，并在安珀太太和团体当中呈现出了她女儿的脚本，脚本的分析如下。

一开始，孩子变得躁动。这惹恼了母亲，她责骂女儿。当母亲非常恼火时，孩子就会哮喘发作。这让妈妈更生气了。而这之后母亲对自己感到懊恼、自责，并向孩子道歉。脚本到此结束，此后孩子从哮喘的发作中逐渐恢复正常。

Q 医生：在这儿，安珀太太可以通过几个点来测试这是否真的是一个脚本。如果她不按照女儿的脚本扮演，女儿应该会着急，所以如果真的是脚本，这是最好的办法。例如，如果安珀太太没有因为她的躁动而生气，而是以其他方式处理，女儿会怎么样呢？

安珀：换句话说，我应该忽略它。

爱斯梅：他不是这个意思。他的意思是不要按照她脚本的要求去做。

Q 医生：正是。你可以忽略它，或者顺从它，或者鼓励它，任何适合你的做法，只要不是按她期望的做。你可以尝试的第二个点是，当她哮喘发作时不要生气。第三点是，如果你生气了不要感到后悔，或者至少不要让她看到或知道你很后悔。如果这是一个脚本而你打断了它，那么她要么因为无法继续下去而变得沮丧，要么她会变得更加躁动或出现更严重的哮喘，或者最重要的是，她可能只是让自己快点停止并想想怎么回事，然后你真的会有所进展。

爱斯梅：但是做一次是不够的，你必须一次又一次地以不同的方式做，直到她意识到，你不会按照她的方式来玩。

斯皮内：我也不再玩我儿子的游戏了，它也很管用。前几天他进来说，"我要扮演歹徒道尔顿。"然后，他带上枪，用手帕捂住脸。我没有像往常那样吵闹，这次我不理他，最后他扔掉手帕走了出去。

Q医生：这是一个很好的例子，说明了游戏是怎么运作的。斯皮内太太的儿子的成人自我说，"我要玩道尔顿"，但他的儿童自我真正想玩的是"吵闹"。当她妈妈不随他玩"吵闹"时，他也放弃了其他游戏。

　　　　（从沟通的角度来说，这是一个完全不同的斯皮内太太，她整整一年都在拼命地要求建议，来处理她那"犯罪"的儿子。）

Q医生：嘉内特太太，你今天话不多。

嘉内特：我丈夫就像个孩子似的，我一直陪着他玩到现在。

Q医生：也许不止这样。也许有时你甚至会刺激他去玩。你必须这么做，如果那是你和他之间的游戏。如果你和他是在玩"房子（House）"游戏，你一定和他一样需要这么做。

嘉内特：我总是把他煮的半熟鸡蛋剥在杯子里，但后来我决定停止扮演他妈妈的角色，没有为他剥鸡蛋，他变得很不高兴，而这让我很生气。那是我第一次意识到，我要一直附和他，这让我很生气。现在我越来越拒绝在他面前扮演妈妈的角色，他越来越不高兴，而每次我都更生气。

斯皮内：你好像也发现了什么。

Q医生：但我们最好考虑一下。如果他的剧本被打乱了，他会很沮丧，他可能想离开，除非他有地方可以求助。也许你不应该做得太过头了。

嘉内特：嗯，他有地方可以求助的，他以前经常来诊所接受治疗，而且他知道他可以随时回来。

Q医生：那么他除了离开之外还有一个出口，所以你拒绝一起玩，可能是很安全的。你知道，这次会谈对我来说特别有趣，这就是为什么我比平时说更多话的原因。你们现在已经完全了解我打算向你们展示的内容。你们对每个人的父母自我、成人自我和儿童自我有所了解，并且可以把它们区分开，还可以看到你们在家玩的一些游戏，你们也在这个团体中一直看着自己在玩的游戏。正如爱斯梅太太今天向我们展示的那样，全家人都参与到这些游戏中，如果一个人停止玩游戏，那么其他人都会被抛弃、被甩开，包括孩子们。所以现在是第一次，谈论你们的孩子会有一些好处，因为现在我们知道我们在谈论什么，真正的问题是什么，以及我们如何以一种能够让人理解的方式谈论他们。正如你们所看到的，这和你们一开始谈论他们的方式大不相同。你们可能还记得几个月前我不在的时候，你们在没有我的情况下进行会谈；在那次会谈中，你们又开始玩"家长会"的游戏来填补时间，而你们自己认定了这是在浪费时间。

斯皮内：你知道，现在我想我丈夫可能也愿意来诊所。那可行吗？

Q 医生：你的意思是把这变成一个夫妻团体，夫妻俩坐在一起？

拉祖丽：如果可能，我丈夫也会来。

Q 医生：嗯，我们看看，如果你让你丈夫与负责招募的社工小姐联系一下会怎么样。

拉祖丽：我丈夫不会那样做。我必须为他做这件事。

Q 医生：哦。好吧，如果想要有人对此做些什么事，那么应该找的人是负责招募的社工小姐。

团体后讨论。

出席：Y 太太（观察员）；Q 医生（治疗师）。

Y 太太：你确实比平时说得多。

> Q 医生：我对这次会谈真的感到非常兴奋。这是 21 个月工作的高潮。我认为治疗团体本身可以对这样的结果给予极大的肯定；虽然其中两人也在进行个别治疗，但她们的取向大不相同。
>
> Y 太太：她们似乎确实获得了一些相当精确的技术性知识，并且她们似乎在某种程度上应用了。最让我印象深刻的是她们离开房间后的热情。我听她们在咖啡店里表达过这个，她们当中有些人还向社工小姐提到过。我很惊讶安珀太太是怎么熬过来的。我知道你一直挂心她是否会坚持下去。拉祖丽太太坚持的一件事是她与丈夫的关系。
>
> Q 医生：是的，这会是一个很难处理的问题。到目前为止，她已经从容应对了一切，但是当我们开始处理她保护丈夫的问题时，我担心会动摇她。她扮演两种"房子"的游戏：一种是，我是她父亲；另一种是，她丈夫是个小男孩。
>
> Y 太太：我一直想知道的一件事是，她们行为上的变化是否真的影响了其患有障碍的孩子——但是其中有太多的变数，深入地了解这方面似乎并不恰当。
>
> Q 医生：如果其他人愿意，就让他去做吧。事实上，一些女士们表示，这个阶段的进展对她们来说应该足够了。

未来进展

从上述记录中可以明显看出，这些女士（也许后来加入的安珀太太除外）对自己在许多情况下所做的事，以及在团体治疗中试图实现的目标，均有相当清晰的认识。在某些情况下，有迹象显示她们在日常生活和家庭动态上已达成社会控制。临床上显示，通过控制而非回避社会参与，她们的恐惧性回避减少了，更多地生活在世界中，并且症状的发生率也降低了。她们的行为模式也更具选择性了。以前，这些人的生活呈现一种无法改变、未被识别又胶着僵化的进展，走向徒劳无功或不受欢迎的结局，同时伴随与密友间的互动行为（游戏）相关的临床症状。现在，可以通过有意识地干预和对结果的预知来阻止这种情况：无论是在第一步，还是在随后的任何关键点，正如安珀太太与她女儿的关系所呈现的那样。成人自我被视为一种随着运动能变得更强壮的肌肉。她们的进步证明了这种看法是合理的。随着治疗的向前进，成人自我越来越有能力控制儿童自我，不仅干预与他人的外在关系，而且干预内在儿童自我和内在父母自我之间的冲突。改善社交体验对儿童自我和成人自我的治疗效果不应被低估。同时，病人的亲密对象，包括他们加入这个团体时最关注的孩子们，在社交和症状方面都有所改善。

即使在不同情境中，这些改进未必特别引人注目，但治疗师对之非常感兴趣，因为这些改进表明他已经实现了最初的目标，即治疗进展具有可预测性、精确性、可理解性和可控制性；特别是因为，他可以在治疗进展的每一步都与病人共享后三者。

在第91次团体治疗中，病人自己在没有得到治疗师任何建议的情况下，开始将研究重点从外部获益（主要、次要、社会和生物）转移到内部获益。

嘉内特：前几天我注意到，我一边洗浴缸一边开心地唱歌，然后突然想到了这个念头"万一我儿子被杀了怎么办？"我停下来问自己为什么会有这个想法，然后我意识到我只是受不了自己开心，不得不破坏它。然后我回头去想，意识到我以前做过很多次同样的事情，这对我来说是一个真正的问题。我以前从未意识到这一点。

拉祖丽：我也会这样做。

其他成员随后加入了讨论，因此整个团体的注意力，从他们之前的投射和关注，转移到对他们个人心理动力学的真正兴趣。现在人们可以从另一个角度来看待游戏和脚本，就如拉祖丽太太和安珀太太所呈现的那些。与其认为那些游戏或脚本是为了产生最大外部获益的社会行动，其实它们可以被视为为了内部获益而处理内部冲突的尝试，并且它们也是隐藏的性满足、再保证和防御功能的显露。（通常那些被称为"防御"或"安全行动"的行为，在提供和引发本能满足这方面，也有相同甚至更重要的功能。否则人们根本不会互相交谈，因为大多数时候，最好的"防御"就是沉默。）这些女士在前面90次会谈期间从团体中获得的知识和经验不仅有助于个人治疗目的，也为她们迎接这项新任务做好准备。

尽管"精神分析"团体治疗师可能会渴望按照传统路线进行治疗（甚至在阅读本文时也是如此），但作者的经验是，即使在现阶段，这仍不是最有效的方法。因此，后续治疗将包括高阶的沟通分析，特别注意以下几点。

1. 在每个情境中会出现更多游戏，表面上看起来各不相同，但最终发现每个病人都有一个相似的核心。

2. 一个事实是，一开始病人会识别出她偶尔玩的某个游戏，之后她很快就会发现，这是她几乎每天不断地和同样的对象一起玩的游戏。

3. 此类游戏与真正的长期脚本的相关性，包括在草案、脚本（本身）和改编三方面的相关。

4. 二度结构分析。（见第十六章）

比如，安珀太太在团体里玩的那个微妙的游戏，很长时间都没有被指认出来，但是一旦被指认出来后，很快就发现她整整一个小时都在一遍遍地玩，对其他妈妈来说，并不难想象这对一个12岁女孩（例如安珀太太的女儿）的影响。"逼入困境（Corner）"的游戏可以概括为："好吧，我已经回答了你的问题，你看你无言以对，你绝对无话可说。"她以各种不同的方式玩着，以至很长一段时间都没有人注意到她让对手无言以对的这个共同点。这与俄狄浦斯原型有关，她和父亲一起反对她的母亲，或者她反对父母双方，以占妹妹的上风。在结构上来看，能轻易将之归结为她的"教授（The Professor）"，即儿童自我中精明的成人自我部分（二度）。在这种情况下，这是一位耶稣会修士或犹太教义教授，一位哲学与诡辩学的博士。

退出

退出治疗团体（或任何其他团体）取决于个人游戏的进展。曾有7名成员退出了母亲团体，因为各种原因她们的游戏进行得不顺利，她们无法忍受由此产生的焦虑。这种现象可以用两个简单的例子来说明。

海伊太太是一位经验丰富的门诊病人，她希望自己和精神科医生以及团体其他人一起来玩"精神病学"。治疗师在不清楚自己需要做什么的情况下拒绝了，于是她便说她再也负担不起保姆费用，并宣布退出团体。之后再也没有她的消息。

瓦耳太太是个顽固的人，她想玩"这不是很糟糕吗？"，她曾经是心理层面的父母式私刑者和殴打小孩者。当团体的人拒绝参加她的游戏时，她一言不发地离开了。

── 注　记 ──

我要再次提出，感谢阿塔斯卡德罗州立医院的工作人员邀请我参加他们的治疗性社区计划。母亲团体第90次会谈的观察员是艾尔莎·泽索维奇（Elsa Zisovich）小姐，她当时是旧金山成人辅导诊所的成员。后期的观察员是来自康特拉·科斯塔县社会服务部的芭芭拉·罗森菲尔德小姐。

团体治疗的物理空间与母亲团体讨论的主题无关，但在此简要提及。这两年来她们围坐成一个小圈子，中间没有桌子，比起旧的安排，这样沟通起来更直接些。1928年第一位使用团体动力的心理治疗师特里甘特·布洛（Trigant Burrow）根据经验将心理治疗团体的最佳人数设定为10人[2]。现在大多数治疗师似乎更喜欢8个，有些人甚至减少到6个。对8个人的团体而言，一小时的时间有点短，两小时又似乎太长。我已经在其他地方仔细讨论过这些问题。[3]

4年时间中，有17位女士加入了母亲团体，其中有7位在没有获得任何领悟时便退出，这比预期的比例略低。[4]

巴赫（Bach）是团体治疗方面最具洞察力和创造力的作家之一，几年前，他独立观察了一些与治疗团体的游戏相关的原则。特别是，他强调他所谓的"设置操作（set-up operations）"有令人满意的效益，而不是防御性作用。他所说的"接触操作"与这里所说的"联结"密切相关。[5]

— 参 考 文 献 —

[1] Berne, E. "'Psychoanalytic' versus 'Dynamic' Group Therapy." *Internat. J. Group Psychother*. X: 98–103, 1960.

[2] Burrow, T. "The Basis of Group Analysis." *Brit. J. Med. Psychol*. VIII: 198–206, 1928.

[3] Berne E. "Principles of Group Psychotherapy." *Indian J. Neurol.& Psychiat*. 4: 119–137, 1953.

[4] *Idem*. "Group Attendance: Clinical & Theoretical Considerations." *Internat. J. Group Psychother*. V: 392–403, 1955.

[5] Bach, C. R. *Intensive Group Psychotherapy*. Ronald Press Company, New York, 1954.

第四部分

沟通分析的前沿

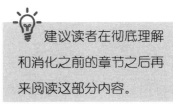

建议读者在彻底理解和消化之前的章节之后再来阅读这部分内容。

第十六章

细微的人格结构

到目前为止，本书所提出的人格结构的观点，在指引整个治疗过程上，可能已绰绰有余，正如这些观点在临床上逐渐成形的初始阶段，便为作者提供了很好的帮助。然而在掌握了基本结构分析的临床应用之后，有超强好奇心的观察者，将开始注意到其中另有洞天，这表示需要对结构分析进行更进一步的阐述。

多伊特先生 ^，一位23岁的病人，诉说了他的一个梦："我梦见我是一个小男孩 ^C，我在吮吸着自己的拇指，虽然我觉得自己已经够大了，不该这样做，而且我担心妈妈如果发现了，会对我说什么。你知道，我一直对欺骗她感到内疚 ^P"。

很明显，讲述这个梦的是成人自我，出现在梦中的是儿童自我，而让他对自己欺骗母亲感到内疚的是那个不赞成的父母自我。梦本身呈现了一个结构性问题，可以通过观察真实的儿童来解决。

小男孩4岁时，他的妹妹出生了，之后他便开始吮吸拇指。他的母亲说，亚伦在2岁之前一直会吮吸拇指，但这个习惯后来改掉了，直到新生儿出生才又开始。亚伦自己也觉得这样做不对，觉得自己长大了不该这样做，但只要一遇到事情不顺利，他就会这么做。现在妹妹3岁了，当一切都顺利太平时，两个孩子会友善地玩在一起。亚伦会教妹妹怎么用积木搭盖东西和玩游戏。如果她变得太兴奋、太随便或太粗心，他就会说"你不应该这样做。你应该把东西放回原处"等。母亲会将这些事情告诉客人，而当他们去游戏室看孩子时，他们通常会发现亚伦处于以下三种状态中的一种：在生闷气，在和妹妹一起玩，或者以父母亲的口气责备妹妹。

至于亚伦的这三种状态是儿童自我、成人自我还是父母自我，并不困难诊断。事实上，这个小女孩也可能模仿她的哥哥，表现出相似的三类反应，而闲话则成了父母自我状态的原型。通过观察婴儿，能在他们还很小的时候就看出来现今精神功能与古老精神功能之间的区别，这时候乳房或奶瓶，开始被视为具有其外部现实的独立物体。后来，借着与真实父母亲的结盟或模仿，开始出现家长式的模样。

亚伦会表现出适合其年龄的孩子般的样貌：贴心保护他的小妹妹，精明地处理一些人情世故，以及伴随的各种反应，这是他目前可以用来应对快乐和沮丧的方式。此外，还有一种退行现象：透过吮吸拇指重现以前老旧的、被放弃的反应模式。根据这几类行为的信息，我们能够为这个孩子绘制一个结构图，如图16.1（a）所示：父母自我状态，当他呈现出类似父母的模样时所维持的状态；成人自我状态，关于他对积木、游戏和人事的处理，以及与他年龄相称的情绪反应；儿童自我状态，他退回到以前被放弃的行为形式上。当他吮吸拇指时，让他感到不安的是父母自我，而成人自我在检视这种行为后，意识到不知何故这样做是不合适的。简而言之，亚伦的人格结构与一个成年人是相似的。他在许多方面与多伊特先生在其一些梦中看到自己的方式相似。

多伊特先生的遭遇是这样的：当他处于梦境中的处境和心理状态时，他大约是6岁，他的姐姐冲进房间告诉他，他的母亲发生意外受伤了。这整个心理结构便创伤似的产生了固着。因此，后来当他表现出儿童自我时，通常是他被逮到以某种方式行骗的时候，这时整个心理结构都会重现。为了在结构图中完整地呈现这个现象，而不只是吮吸拇指的冲动，也要将内疚感和客观评估作为儿童自我的一部分。梦里出现的就是整个儿童自我。他与梦境相联结的心理状态，构成了其中的成人自我，而他目前感受到的因过去对母亲的各种欺骗而产生的内疚感，就显示了里面的父母自我的存在。因此，在多伊特先生目前的成人自我和父母自我可能以一般方式呈现的同时，图16.1（b）中的儿童自我再现了图16.1（a）那个退化的、吮吸拇指的小孩的完整人

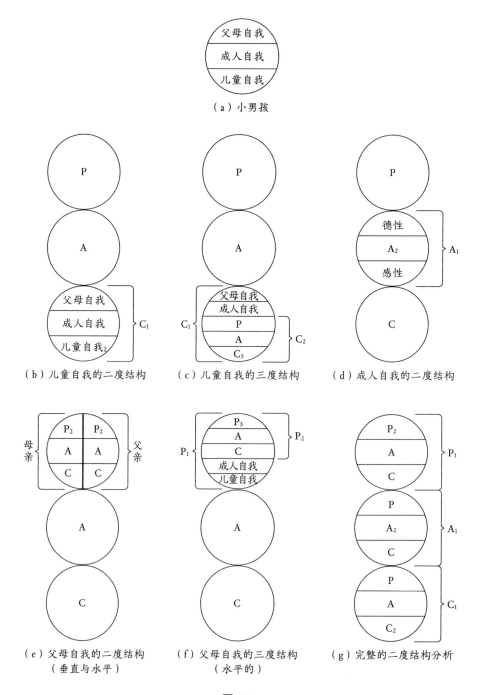

图 16.1

格结构。

这样做的意义在于，通过详细分析，可以发现"儿童自我"乃由一个古老的父母自我、一个古老的成人自我和一个更古老的儿童自我组成。在"儿童自我"被创伤性地固着的那一刻，它已经包含了一个完整的人格，包括所有三个要素。在临床上看来，大多数情况下将儿童自我视为未分化的实体是可以的，但若有特殊迹象存在，则建议在这方面进行更详细的分析。这种内部结构，正是现象学的儿童自我与概念性、非结构化的、精神分析中的本我的决定性区别。图16.1（b）可称为二度结构分析。

在极少数情况下，甚至可以进行三度结构分析。那个两三岁吮吸拇指的实际的小孩，可能已经有了原始的父母自我（父母自我状态的原型）和成人自我，有时他也可能退行到一个自我状态，像是代表早先的断奶创伤。因此，我们可能在图16.1（c）中发现，儿童自我$_3$（断奶创伤）出现在儿童自我$_2$（退行性吮吸拇指）中，而这个儿童自我$_2$是儿童自我$_1$（那个6岁孩子）的古老存在。这是显而易见的情况，就像奶粉罐上的女孩手里抱着一个奶粉罐，而后一个罐上也有个女孩，如此无止境地延伸。图16.1（c）表示这类发展序列的三度分析。

现在来谈谈成人自我。在许多情况下，某些儿童般的品质似乎以不同于污染过程的方式，融入成人自我状态。这种"整合"的机制还有待更深入地了解，但可以观察到的是，某些人在以成人自我运作时，会表现一种自然的魅力和开放性，它让人联想到儿童拥有的特性。伴随着这些特性，还有对人性其他层面相关联的感受，这些感觉可以被归入古典术语"感性（pathos）"。另一方面，那些承担成年人责任的人们，普遍被期待应拥有某些道德品质，如勇气、真诚、忠诚和可靠，这些品质不仅符合当地的偏见，也是普世的"德性（ethos）"。从这个意义上说，这个成人自我兼具孩子气和道德感，但这仍然是结构分析中最模糊的领域，因此目前无法在临床上对其进行澄清。然而，出于学术目的，和为了解释某些临床现象，将成人自我再细分为三个区域是有道理的。从沟通的角度来看，这意味着任何以成人自我运作的人，理想上都应该表现出三种倾向：个人的吸引力与反应力，客观的信息处理能力，以及道德责任；这分别代表古老精神的、现今精神的和外在精神的元素"整合"到了现今精神的自我状态之中，也许是以"影响"的方式，如同第二十章中所描述的。这暂定的公式如图16.1 (d) 所示。这个"整合"的人在成人自我的状态中是迷人的 (和类似的品质)，以及勇敢的 (和类似的品质)，无论他在儿童自我和父母自我里有没有这些特质。而"未整合"的人，可能会恢复变得迷人，并可能觉得他应该勇敢。

特洛伊先生的例子，能说明父母自我更细微的结构。他的父亲和其他人一样，表现出所有三种行为：外在精神的、现今精神的、古老精神的；特洛伊先生则在他一般的父母自我状态中复制了这些。像他的父亲一样，他表现出暴力、非理性的偏见，尤其是对孩子的偏见。与此同时，他在与"女人"互动时，表现出一种肤浅的精明，这也是复制了他父亲的行为。(这与他在"女士们"面前表现得焦虑或孩子般的顺从有所不同。)而且对于某些类型的女人，他沉迷于类似虐待狂的嬉戏，这种嬉戏导致了母亲与父亲离婚。同样，在治疗团体里，马格诺利亚展现了她母亲的"传统"偏执，在语法和用词方面的"超级知识"，以及暴躁。其他成员对这些表现感到非常恼怒。他们清楚地意识到，与他们一起坐在治疗室的不是马格诺利亚，而是她的母亲，正如他们所说，她为整个程序设置了"天花板"。他们才不要团体里有任何"父母"。而当"真正的马格诺利亚"，也就是她的成人自我和儿童自我在治疗过程中出现时，她就变得完全不同，并且大受欢迎。

这些细节如图16.1 (e) 所示。为了完整起见，用"水平切割"来显示父母自我里的儿童自我、成人自我和父母自我$_2$，以及用"垂直切割"来区分父亲和母亲的影响。父母自我$_2$，也就是"父母自我中的父母自我"，当然意味着祖父母的影响，祖父母是"传统"家庭态度的监护人，这可能涉及从精湛的雕虫小技，到社会、军事、商业或学术上的骄傲。如图16.1 (f) 所示，三度分析会将父母自我$_2$细分为儿童自我、成人自我和父母自我$_3$，最后一个代表曾祖父母。

若有完善的家谱材料，父母自我的细微结构可以追溯更远。理论上，根据奶粉罐原则，它可以追溯到人类的第一个祖先。

完整的二度结构分析如图16.1（g）所示。如果在长期治疗过程中，根据临床资料逐步建立这样的图表，病人可能完全有能力理解它，并了解每个区域对他个人的意义。在处理性格问题时，可能需要这种高阶的结构分析。特别值得注意的是，父母自我里的儿童自我部分，和儿童自我里的成人自我部分。

另一个例子将进一步说明二度结构如何呈现在临床情况中。一位25岁的女子佐永小姐，描述了大约10岁时的一段痛苦生活。她来自一个信仰非常虔诚的家庭，在那个年龄她开始痴迷地思考耶稣是否有阴茎的问题。当这些念头出现时，她会对自己说："你不应该想这样的事情，那是邪恶的。"然后她会想办法用别的事"占据她的头脑"，比如忙着盖一个娃娃屋。她在团体中以相当客观的口气讲述了这个故事，然后补充道："我必须说，我并不为自己有这样的想法而自豪，但当时尽管我努力控制它们，它们还是强行闯入了。"

这段对话的结构分析可以参考图16.1（b）来理解。在治疗团体里客观地讲述这些事情的25岁女人，正在她的成人自我状态中说话，用中间的圆圈A表示。最后严肃但不卑劣的道歉暗示了一种警觉但不很严厉的一度父母自我，由上面的圆圈P表示，并且反映了当她目前的父母式批判出现时，实际的性质为何。她描述的是一个完整的童年时的自我状态，由整个下面圆圈 C_1 表示。这就是一度结构分析。

根据她的说明，她10岁时的心理状态由三个部分组成。最初，有古老的成分强行进入意识之中，这以二度儿童自我 C_2 为代表。C_2 遇到了二度父母自我（下圈里的P），并提出了"你不应该考虑这些事情"的禁令，这在历史上被证明了，是内化了的她母亲的声音。二度成人自我（下圈的A）通过投入外在活动而取巧地解决了这个冲突。这就是二度结构分析。

她之所以能够记得并陈述这些事情，是因为她的一度成人自我受到了高度的贯注，而她的一度父母自我则相对的宽松。该治疗团体的其他成员无法记住或叙述这种早期冲突，因为他们的一度父母自我一直很严格，同时一度成人自我的贯注相对较弱。

在佐永小姐的案例里，剩下的就是解开二度儿童自我 C_2 的谜团。一些线索如下：在四五岁时，她被告知耶稣是一个活在很久以前的人。这个信息的意图是宗教历史的，但这个 4 岁小孩好奇的成人自我（三度）完全单纯地从解剖学上接收了这个信息。当她也是完全单纯地试图讨论她的结论时，她受到了精神创伤般的谴责。于是，四五岁孩子的自我状态产生了固着，在10 岁孩子的脑海中重新以亵渎的异物（C_2）出现。10 岁孩子的完整自我状态（C_1），反过来又成为那位成年女子的儿童自我来运作。

一 注　记 一

本章仅试图说明一些现象，完整的临床说明则需要一整本书来阐明。

为了清楚起见，关于多伊特先生的临床材料已被修改，兰利·波特神经精神病学研究所的罗伯特·沃尔德（Robert Wald）博士，提出了关于这类梦境的一些有趣的原创想法。

科兹布斯基（Korzybski）将奶粉罐问题描述为地图问题，它在结构上能对应于所列举的例证。正如逻辑学家乔西亚布·罗伊斯（Josiab Royce）[1]所讨论的那样，理想的地图将包含地图的地图、地图的地图的地图等。

弗洛伊德将本我描述为"一片混乱，一口沸腾兴奋的大锅……它没有组织，没有统一的意志……逻辑法则……本我里没有特定程序。本我里没有任何东西，它的法则可与对立性相比。"[2] 由于儿童自我状态再现了真实孩子的自我状态，因此儿童自我状态和本我的差异是不言自明的。一个孩子拥有组织性、统一的意志、逻辑，当然还有对立性。另外，与本我不同，孩子知道善恶之别。由于本我这个词被精神分析家自己口语化和不正确地使用了，所以出现了相当大的混乱。

真实儿童中的父母自我、成人自我和儿童自我的特征，正如皮亚杰在他的一些著名研究中所讨论的那样。[3][4][5]儿童自我中的成人自我的原型，是斯皮茨最有趣的作品之一的主题。[6]而梅兰妮·克莱因（Melanie Klein）和她的学派关于"超我的早期阶段"的研究，则与这儿所谈的"父母自我的原型"很有关系。[7]

成人自我的二度结构，引发了类似"自主的自我"的问题，而这些问题尚未得到解决。目前的立场是基于人类学和临床的考量，认为全世界的人都是一样的。在目前有限的知识状态下讨论诸如"自主的满足"之类的问题，是言之过早了。然而，曾对现今精神器官做出的正式描述指出，它是具有特定反馈特性的、能部分自动编程的概率计算机；可以证明，现今精神器官将形成具有特殊信号的、显示其"掌握的本能"的"寻求可靠性"与"坦率"的数据处理系统。这种系统的"主要"编程可以安排在内在（古老）的来源，和外在因素之间变化，分别代表古老精神和外在精神的影响。

—— 参 考 文 献 ——

[1] Korzybski, A. *Science and Sanity*. Science Press Printing Company, Lancaster, Pa., 1941, p. 751

[2] Freud, S. *New Introductory Lectures on Psychoanalysis. Loc. cit.*, p. 104 f.

[3] Piaget, J. *The Moral Judgment of the Child. Loc. cit.*

[4] Piaget, J. *The Construction of Reality in the Child. Loc. cit.*

[5] Piaget, J. *Play, Dreams and Imitation in Childhood*. W. W. Norton & Company, New York, 1951.

[6] Spitz, René A. *No and Yes*. International Universities Press, New York, 1957.

[7] Klein, Melanie. *The Psycho-Analysis of Children*. Hogarth Press, London, 1949; Grove Press, New York, 1960.

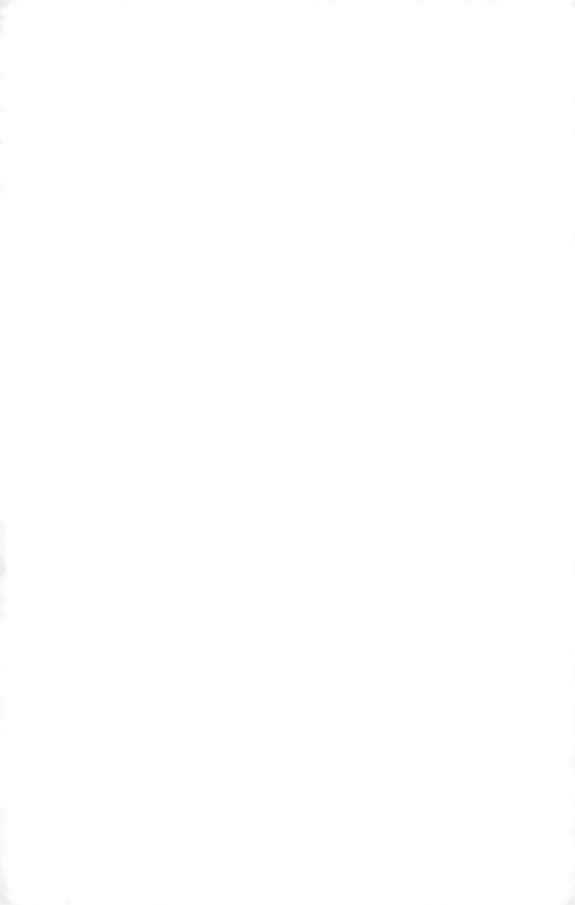

第十七章

高阶结构分析

高阶结构分析特别有助于性格障碍或精神病理的处理。因为高阶结构分析的复杂性，我并没有企图在单一个案中呈现其系统性应用。然而，本章会提供一些具有特殊结构特征的简要案例，以说明应用高阶结构分析的一些可能性。

父母结构的分析

特洛伊先生的父母自我状态，复制了他父亲面对环境的态度，这在先前已经描述过。这包括对孩子的强硬态度（父母自我状态中的父母自我，从祖父传递而来）；一组禁不起测试的、对女性及其行为的语言（父母自我状态中的成人自我，从父亲传递而来）；以及对性滥交的积极态度（父母自我状态中的儿童自我，衍生自父亲的态度与行为）。特洛伊先生在团体中所保持的父母自我状态，复制了他父亲所有的三种自我状态，如图17.1（a）所说明。

特洛伊先生去找Q医生的那个时期，他在夜间工作，在一个公众舞厅里担任招待员，在其中他以一个自主的成人自我运作得很好。他享受他的工作，因为他人格中的三个部分彼此投契，在这样的状况下，他是没有冲突的。他的成人自我能够处理文件的问题，他的儿童自我能享受吵闹的氛围，且没有什么他的父母自我不赞成的事情；事实上，他父母自我状态中的儿童自我鼓励他去过环境所提供的这种松散生活。

然而，一些常客很快能发现特洛伊先生会对戏弄很有反应。当他遇到这种情境时，他会从成人自我切换到父母自我，作为一种防御来回应，以抵抗

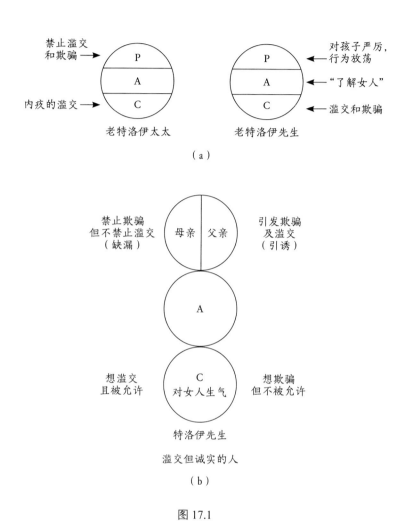

图 17.1

他们对他的儿童自我激发出的愤怒。特别是他感到不安时，他的亲切感就消失了。他会变得极端残酷，并说这类话"我不必听这类幼稚无意义的废话，走开！走开！"这复制了他父亲挑剔的态度，且这态度从他的祖父那里衍生而来。

　　特洛伊先生的案例说明了某种性格防御的结构，以及某种精神病理行为的结构。那些不妥协、不同意的个性化反应，被他用来应对各式各样的不舒服情境，而其实是被用来对抗自己的儿童自我的，这些乃是来自他父母自我中的父母自我部分。这是他性格防御的结构性起源。在精神病理部分，他的儿童自我对松散生活的兴趣，不仅得到允许，实际上还被父母自我中的儿童自我所鼓励。他并不是透过父母的疏忽才能和女人玩游戏；事实上，父亲在特洛伊的童年时期，就在这领域向他提供了示范及实际的讨论。用结构的行话来说，这不仅是"他的父母自我中有一个洞"的问题，类似于约翰逊和其同僚 [1] 所称的一种"超我的缺漏（superego lacuna）"，也是来自正向父母"不知不觉"的诱惑的问题。

特洛伊先生的父亲也在其他心理游戏上提供了某些"方案"，比如那些主要基于经济上不负责任的游戏，但特洛伊先生的儿童自我拒绝了这些方案，因为来自母亲的父母自我在这方面（在经济上负责）仍是很有效率的。就特洛伊母亲的行为而言，她已经放弃在男女关系的领域中担任父母自我的角色，且这样的缺失也伤害了特洛伊的儿童自我，这使得他对于剥削女性有一份特别的兴趣。因此，他的性滥交基于三种结构的因素：一个有特殊僻好的儿童自我，来自受父亲影响的父母自我的鼓励，以及来自受母亲影响的父母自我中的缺漏。在图 17.1（b）中可呈现出来。

文化精神病理的传递，戏剧化地说明了高阶结构分析的原则。吉卜赛人的偷窃，亚马逊的猎头，巴巴里海岸的海盗行为，黑手党的犯罪，以及在文明国家某些阶层之间的恶意八卦，或许这些与特洛伊先生的性滥交现象都有着相同的结构，这可由坊间流行的书籍中找到依据。这可浓缩在一个警句里"要塑造一位淑女，得从她的祖母开始"，这指的就是父母亲的父母自我状态。

斐济人中的同类相食与残酷是一个很适合研究的好例子，因为斐济的历史保存非常完整。[2] 斐济头目的残酷特质一代代地传递下来，这不只是因为没有父母的禁止反对，而且这些头目祖先的活动还被这种未经改造的儿童自我之呈现示例所鼓励。当斐济头目皈依基督教，其内在的父母自我被一个外在的父母自式权威所取代。一开始还有零星的残酷事件爆发。但现在，几代过去之后，斐济人成了世界上最和善与最有礼貌的群体之一。当代斐济年轻人的内在父母自我，包括了一个禁止残酷行为的二度、甚至三度父母自我，而在百年之前，在斐济人皈依之前，它包括了一个无限期的、以这种残酷活动为荣的儿童次度结构。玛格丽特·米德（Margaret Mead）在对马努斯岛居民的追踪研究中漂亮地描述着，当内在的父母自我被一个新的外在精神性的影响所取代时，可能发生巨大的心理动荡。[3] 对如此广泛的历史与文化改变的了解，使我们更容易在结构上去理解这些人，像是那个跟随自己爱说闲话、性滥交的母亲之脚步的女人，以及那个在接受审判时仍被母亲积极辩护其罪行的职业杀手。

特里斯姐妹的例子，说明了家庭中兄弟姐妹的结构状况是截然不同的。在这样结果所涉及的所有因素中，结构的角度是一种最具说服力、最简洁、最特定的表达方式，虽然它仍留下许多未解决的问题。当其他因素得到澄清时，它们通常可以非常巧妙地融进结构分析中。

特里斯祖父在他中年时变得富有，且很快担任起独裁父权的角色，他要求他的家族完全服从于他，并运用金钱的力量作为制裁，以强化他的要求。除了一个女婿，每个人都顺从他。女婿叛逆了几年都没有成功，最终抛弃了他的妻子，离开了她与两个女儿，这时爱丽丝与贝蒂分别是8岁与4岁。孩子们的母亲十分顺从这位祖父的意志，她在他的命令下舍弃了夫姓而冠上了特里斯的姓，并把两个女儿抚养长大。

然而，特里斯太太成功地找到一种逃避方式，来摆脱特里斯祖父的严厉要求。在青少年时，她是一名公开的同性恋者，这是一种儿童自我的变型，只要她在其他方面尊重并顺服于他，特里斯祖父对此便宽容以待。很明显，她在婚后暂停了这些活动，除了后来有和年纪稍长的女孩进行一些性游戏。

一两年之后，在爱丽丝9岁时，由于这女孩对于正在发生的事越来越了解，她的母亲变得更小心地面对，且停止了进一步诱惑的活动。爱丽丝的存在也保护了贝蒂，使她免于成为这些注意的目标。爱丽丝后来变成了固定的同性恋者。之后的几年，她快乐的主要缺憾是害怕已离异的父亲可能发现她是什么样子（同性恋者），基于这理由她从不去探望他，即使他居住的格林尼治村离爱丽丝的公寓只有一小段的地铁距离。她像她的母亲一样，在其他方面也都很顺从。虽然她与同时代的人屈服于某种波希米亚风格的生活方式，但在长辈面前，她总是端庄得体。

在另一方面，贝蒂虽是个异性恋，但她会主动反叛以对抗她母亲与祖父的中产阶级标准，且被他们视为厚颜无耻，无可挽回地坏透了。她对她的母亲有相同的罪恶感，就像爱丽丝对她的父亲一样。

在这个案例中，两个个体有相同的真实父母，却有截然不同的结果，但从结构的观点来看并不难理解。

爱丽丝的位置与对性的罪恶感，由母亲的儿童自我与父亲的父母自我所决定，而她的社会态度则依循母亲的父母自我。而贝蒂的社会态度与因而产生的罪恶感，则由她父亲的儿童自我与母亲的父母自我所影响，然而她的性倾向则依循了她父亲的父母自我。看会比听容易理解些，图17.2（a）展示了父母自我的结构。

由于特里斯祖父的态度，特里斯太太的父母自我没有保护她免于同性恋的冲动。因此她的儿童自我自由地耽溺于这些活动中，而她的儿童自我诱惑着爱丽丝的儿童自我。爱丽丝来自父亲的父母自我让她付出代价，也就是罪恶感，但此罪恶感不足以令她停止同性恋行为，这显示在图17.2（b）中。爱丽丝是母亲的女孩，她一直受母亲那禁止无耻行为的父母自我的影响；实际上除了性倾向部分之外，她都顺从了祖父的意愿。

贝蒂是父亲的女孩，如果贝蒂以某种方式感觉到了同性恋满足在家里发生的可能性，那么她的儿童自我便会让自己顺服于父亲的影响，她会抗拒这些可能性。但由于父亲的叛逆型儿童自我让他离开了家族，这引诱了贝蒂进入反叛，更多地来对抗家族。然而这反叛让贝蒂很难面对母亲的反对，此反对是由特里斯祖父通过母亲的父母自我传递来的。这呈现在图17.2(c)中。

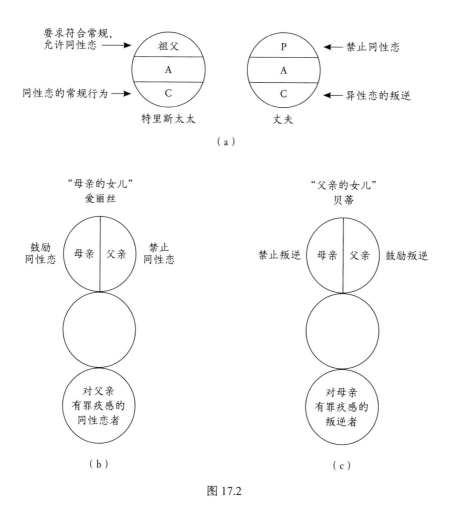

图 17.2

儿童自我结构的分析

儿童自我的运作就如对门诊病人或者在私人诊所的临床观察中呈现的，有四种不同的运作方式。

1. 它(儿童自我) 可能会采取一种独特态度的形式。常见的是一种敬畏的、幼稚的接受度，通俗称为 "乡下人" 或是 "哇！你知道每件事，教授！" 在这种状态，病人会向治疗师提问题，并对治疗师展现的精湛技艺与无所不知表现出一副赞叹的神情。另一种类似的呈现，是像"鄙人我"游戏那种无助的撒娇。

2. 也可能是儿童自我短暂地侵入成人自我的活动，像恩纳特先生那样兴奋地捶着大腿而打断自己明智的讨论。

3. 儿童自我也可能活跃在成人自我旁边，并以无意识的姿势与语调显露自己。一组几毫米以内的面部肌肉运动，便足以泄露这种形式的行动。

4. 儿童自我也可能小心地观察心理游戏的过程，除非有事情不对劲，否则绝不公开地展现自己。假若这情形发生，可能只会是一个细微的观察，很容易未注意便被忽略了。稍后将给一个简短的例子来揭示此现象。在前三个例子中，儿童自我以一种整合的方式展现，所以其更细微的结构不易被发现。而第四个例子是一种二度结构的展现，呈现了一个早期固着的自我状态的某一部分，即儿童自我中的成人自我，俗称"教授"。

夸特里太太是个有经验的病人，她先前有过三任治疗师，在与他们结束治疗前，她都成功地粗暴地操控过这三位治疗师。她和 Q 医生一同工作，但她不时地评论说"我很笨，我就是不明白"。Q 医生怀疑是污染使她的成人自我变笨了，但她的儿童自我并不像她表现得那么笨拙，同时她正在玩一个起源与动机尚不清晰的游戏。

在参加每周一次的治疗一段时间之后，有一天她提到了一个梦，她习惯在说完一段话后期待地等着 Q 医生做个评论。他鼓励地评论说："那很有趣。"但夸特里太太看起来不满意地说："你应该说多一点，你应该告诉我，那个梦有性的含义"。

还有一次，她叙述了一个家庭事件，显然她想要 Q 医生告诉她，她是对的，而她的丈夫是错的。Q 医生问她，若自己真的这样告诉她，会发生什么。她回答："喔！我会感觉比较好。""那假若我说你丈夫是对的，而你是错的呢？"Q 医生问道。"喔！我一直都知道。"她回答。

很明显，夸特里太太的某些部分非常关注地观察自己的游戏的进展。当她指责 Q 医生错误地处理了她的梦时，她表现的是教师或精神科教授的功能，对于一直认为自己是治疗团体中最笨的人来说，这是一个卓越的位置。家庭事件的讨论，同样显现了她对正在进行的事有精明的评估。她先前曾和一些经验丰富的心理治疗师一起，证明自己非常擅长在她的家庭争议中获得"治疗性支持"。且现在，她企图把 Q 医生连同她的先生，一起拉入相同的三边游戏中。但就如她清楚说过的，她人格中的某部分一直都知道自己在做什么。

这类评论与操控人际关系的精明，对成长中的孩子的人格而言，是一个重要部分，也是其现今精神功能的一部分，因为这种功能需要以经验为基础的敏感和客观的信息处理。因为这个理由，应该能正确地诊断它是来自儿童自我中的成人自我（"教授"）。就像在许多关于儿童的趣事中显示的那样，它总是准确得令人难堪且尴尬。经过三四次的展现后，团体通常一致认为将人格中的这一小部分命名为"教授"是合适的。诚如艾瑞克森所言[4]，一个儿童分析师并不是一个能从事精神分析的儿童，但确实可以从儿童内在的精神科医生那儿学习很多东西，因为他正在以最敏锐的洞察，观察我们"治疗性"的努力与反应。正如费伦齐指出的[5]，这种能力很大一部分是经由教育而丧失的。

住院病人一度结构的父母自我和成人自我已经除役，以致他们显现成为精神病人，而其更细微的儿童自我结构则更容易被看到。在医院中，病人一再忍耐早期自我状态病态的痛苦：他们痛苦地觉得自己的心思会被人看到，以至于其秘密的敌意与性的困惑无法从他们严格且直觉的父母的敏锐关注中隐藏，以至于他们每句话都被标注出来，又以此报复他。或者在面对剥夺与暴政时，他们如此敏锐地感觉到自己邪恶的痛苦，以至于唯一的解决之道，便是卑躬屈膝的自卑。假若暴君能被消灭，谁又能抑制一个拥有全世界的小孩的这份狂喜呢？所以，这样的儿童自我看到的父母并没有扭曲，而只是带着高度贯注的原始想象，他们近乎真实的清晰形象站在他面前，便成了成年人所说的偏执、忧郁或躁狂。能唤起自己的原始想象与原始评断[6]

的体贴的观察者，可以像病人一样清晰地看到他们的父母。因此，在许多精神病人身上，虽然无法描述，古老二度结构的父母，就是儿童自我里的父母自我，变得清晰可见。

关于众所周知的、在精神分裂病人身上展现的对人的直觉，就是夸特里太太的案例中同一个"教授"所呈现的，也就是儿童自我中的成人自我。它可能会采取如下的形式展现：精神分裂病人告诉这位仁慈的、"被接纳"的心理治疗师，他犯了一个治疗上的错误，而且他应该用另一种方式来处理。无论这个指令是由暗示的、试验性的姿势还是以命令的方式发出，聪明的治疗师都会很认真地倾听，且通常发现他已有了一个"发现"。例如，弗洛伊德的第一个经典案例爱玛女士清楚地向他呈现了这个促成精神分析发现的基本原则，艾玛女士重复用手指指向他，并哭着说："安静——不要说话——不要碰我！"这些字眼给治疗师的印象，也许可以从这些话在他的个案报告中出现的频率来判断。[7] 病人后来解释，她害怕在思考时被打断，因为那会让每件事变得更糟更困惑。因此在这个时候，爱玛女士儿童自我中的成人自我，是比弗洛伊德更好的技术员，且每个具备这样能力的人，都值得"教授"的头衔。

当儿童自我中的儿童自我因精神病而被暴露时，它表现出的是对它自己形象的古老强烈反应。天真的观察者似乎会觉得这个强度并不恰当，但从原始形象本身的强度来看则是有道理的，这样看来一点都不过分。这些形象的含义已被布鲁尔和弗洛伊德看懂了，他们称之为"假性（plastic）"形象。[7]

—— 注　记 ——

约翰逊和舒雷克（Szurek）[1] 提及父母的"不知不觉的诱惑"导致了儿童内在的"超我缺漏"。结构分析用沟通的语言区分了：特洛伊先生案例中的"不知不觉的诱惑"（进入滥交），贝蒂·特里斯案例中的被动制裁（出于叛逆的），及爱丽丝·特里斯案例中的主动引诱（进入同性恋）。父母自我的二度结构分析能提供精准的病因描述。它将父方与母方的影响区分开，并提供了一个系统性框架来回溯这些轨迹到祖父辈，以及到真实父母的儿时活动。舒雷克[8]用丰富的临床资料拓展了约翰逊的概念，强化了他的结论。在此提供的是一个全面的理论陈述，它帮助我们更清晰、更有效地概括这些结果。结构分析也提供了一个有用的框架，来概念化费歇尔（Fisher）与曼德尔（Mandell）[9]的结论。

在实务工作上，夸特里太太的状况，是透过邀请她与丈夫一起参加婚姻团体来处理的。在那里她再度试着描述丈夫的不当行为，想要得到支持。这是婚姻中最常见的游戏，称之为"法庭（Court-room）"。然而团体中的其他成员都熟悉这个游戏，他们拒绝跟她玩，反而鼓励她分析游戏，她如此做并且获得了一些成功，之后她便不再玩这个游戏了。当然，这里的关键在于抑郁位："我一直都知道错的是我"，而"法庭"游戏企图让他人反复指出错的其实是她丈夫，借此防御自己的抑郁。其他成员拒绝玩游戏，让焦点从家庭场景转移到了她婴儿期的抑郁上。

布鲁尔与弗洛伊德（1985）一开始就注意到了结构状况（structural situation）本身。布鲁尔在《观察 I》（*Observation I*，关于经典案例安娜·O小姐的）中提到，"有两个完全独立的意识状态，它们频繁且自发地交替出现，并在疾病的进程中彼此差异愈来愈大。其中一个，她了解自己的环境，知道自己悲伤且焦虑，但相对正常；而另一个则产生了幻觉，也很淘气。"有一次在某个情境下，"第二个状态"完全无法说话，直到她记起一首儿歌。布鲁尔后来注意到，即使在精神病的最底层，成人自我状态也持续存在。"但不管这两种状态的区别多么明显，'第二种状态'不只与第一种状态混合，而且正如病人表达的那样，至少在她最糟的状态下，'在脑袋某处的小角落中，坐着一个敏锐且安静的观察者，她看着这所有疯狂的东西'"。

因此，《观察 I》里的两种"条件""状态"或是"意识状态"（如布鲁尔的翻译所称），一种是"正常的"自我状态，另一种是"孩子气的"自我状态，或是如这里所称的，一个是成人自我状态系列，另一个是儿童自我状态系列，前者能安静地坐在一旁看着后者。在《观察Ⅱ》（*Observation II*，关于爱玛女士的）书中，精神病的自我状态是分裂的，所以当她提到自己假性的、原始的图像时，她还能同时教导弗洛伊德进行关于心理治疗的艺术。那是她未加掩饰的儿童自我中的成人部分的活动。由于当时非常有说服力的理由，弗洛伊德的注意力从结构的考量转移到了心理动力的领域，最后导致产生了一个概念上的而不是临床上的结构方案。

如今斐济群岛的重点已经从宗教因素转移到种族与经济因素，最近的骚乱证明了这点（1959年12月）。

—— 参 考 文 献 ——

[1] Johnson, A. M., & Szurek, S. A. "The Genesis of Anti-social Acting Out in Children and Adults." *Psychoanalytic Quart.* 21: 323-343, 1952.

[2] Derrick, R. A. *A History of Fiji*. Loc. cit.

[3] Mead, Margaret. *New Lives for Old*. William Morrow & Company, New York, 1956.

[4] Erikson, Erik H. *Childhood & Society*. W. W. Norton & Company, New York, 1950.

[5] Fenichel, Otto. *Psychoanalytic Theory of Neurosis. Loc. cit.*, p. 229.

[6] Berne, Eric. "Primal Images and Primal Judgments." *Loc. cit.*

[7] Breuer, J., & Freud, S. *Studies in Hysteria*. Nervous and Mental Disease Monographs, New York, 1950, PP. 14-76. (Trans. by A. A. Brill).

[8] Szurek, S. A. "Concerning the Sexual Disorders of Parents and Their Children." *J. Nerv. & Ment. Dis.* 120: 369-378, 1954.

[9] Fisher, S. & Mandell, D. "Communication of Neurotic Patterns over Two and Three Generations." *Psychiatry* 19. 41-46, 1956.

第十八章

婚 姻 治 疗

适应症

　　一般认为，同时处理婚姻中的两个伴侣，不是好的做法。在这样的状况下，治疗师很难避免使用稍有不慎便会失真而破坏治疗关系或至少让状况变得异常复杂的干预。因此在这种状况下，成功的处理被认为是不寻常的事件，足以在文献中报告出来。[1] 以目前的语言来说，若为两边进行治疗的是同一治疗师，那么治疗师很难避免卷入一个三边游戏中。假若有两个治疗师，那么对他们而言，抗拒去玩一个四边游戏会容易一些。

　　"婚姻咨询"和治疗明显不同，一般认为从一开始，这就是按照三边游戏来设置的。当配偶间无法自己玩游戏而需第三方参与时，也许就会成功。从社交层次来说，咨询师可以表现得像一个教练，告诉配偶们如何更好地玩他们的游戏；或许他也会扮演裁判的角色。在心理层次上，他倾向成为婚姻里的第三方，通常是在父母自我的角色。

　　因此，保守的治疗师有一个强烈的倾向，就是避免进行婚姻治疗或婚姻咨询，因为不同方式都清楚地指明了其中的困难，而对许多认真敏感的临床工作者而言，这类程序是不适宜的。实践中，治疗师通常会告诉这对夫妻：治疗是为治愈个人而设的，而不是用来处理情境或关系的。

　　针对已婚夫妻的传统团体治疗，通常会遇到相同的反对意见，因太常出现各种多边游戏的形式，其中一些游戏将在下文中介绍。因为这个理由，在能运用游戏分析之前，作者在个人治疗与团体治疗中都遵循了传统保守的政策，偶尔安排的实验则为例外。这些实验不总是有快乐的结局，而且没有足够的精确度与可理解性来追踪或控制疗程。当沟通分析的原则发展得更加清晰后，作者尝试进行了一个前导研究，来了解沟通分析在婚姻情境中的可用性。此"团体"只包含一对夫妻，不论从治疗还是科学的观点来看，结果都让人非常满意，故决定发展一个完整的婚姻团体。

对此计划而言，最适当的人数似乎是四对夫妻。只有两对夫妻是有风险的，因为游戏分析期待有"未经筛选的"不同人格特质的观众，而已婚夫妻往往对许多事的反应都很相似。在许多情况中，两对夫妻的团体与两位成员的团体会呈现相同的困难。三对夫妻的风险也相当，因为当有一对夫妻缺席时，治疗师可能会面对相当乏味的两对夫妻的情境。而五对夫妻对于精准的工作而言，则显得笨重了。

带领这样一个由四对夫妻构成的婚姻团体，是作者整个精神科医生职业生涯中最刺激的经历。一部分是因为在婚姻里，夫妻间的心理游戏已经进行了相当长的一段时间，因此他们会带着强烈的情绪与自信进行游戏，这很快就会显现出来，也容易被其他团体成员观察且理解。另一部分则是因为真实亲密感的建立，它虽已存在于夫妻之间，但要在团体中建立起来——如果能被建立——则要花一段相当长的时间。没有什么比两个人之间深刻与真实的爱的表达，更能启发并触动旁观者，特别当在场的其他人也有同样的感动时。夸张点说，曾经对基本人性的善良失去信心并为此感到难过的人，都应该参加这样的团体。有时是病得最重的人，会从他们的内心深处给出最美的图像。一些成员在这方面和治疗师有相同的感觉，其中两位描述这个团体是"自轮子问世以来，最伟大的发明"。

理想上，婚姻团体没有挑选成员的标准。到目前为止的经验显示，参与的夫妻可以归类于四种重要的类型。

1. 彼此误解，但不希望离婚的人。这意味着游戏是破坏性的，或者人们不是以满足的方式来玩的，或者人们渐渐开始新的成长，或者人们开始失去耐性。

2. 那些为了所谓"脚本爆发"而吃尽苦头的人。一桩婚姻可能被快乐地经营了许多年，直到配偶一方出现了"冲动"的婚外情。所导致的严重后果，并不限于随之而来的家庭动乱——因这未必是精神问题，而精神病态的发作才使双方都感到震惊，像是强迫性嫉妒之类的现象，通常带着一丝同性恋色彩。当这个事件在幻想及梦里被精致描绘成为一出完整的三人婚姻剧时，很明显，这就是一个脚本呈现，在整个婚姻里一直存在却潜藏于双方心中。

3. 新近离婚而愿意考虑和解的人。从这方面看来，这个团体真正实现了美国某些州的法令所隐含的功能，这些法令在中期裁决和最终裁决之间，提供了相当长的等候期。

一般而言，这三种案例类型的预后都不算坏，第四种类型的前景则还要糟些。

4. 夫妻中的一方或双方来参加团体，并将此当作"看我有多努力"游戏的一部分，企图透过配合治疗师的"精神病学"游戏来利用治疗师，这样他们便能够"问心无愧"地继续发展到离婚的地步。

这种治疗形式仍在发展阶段初期，至少对沟通分析而言是如此。进入团体的八对夫妻中，其中一对原本已离婚；这对与另一对的最后结果未知；其他六对则没有离婚（在两年的追踪之后）。

婚姻的结构

当团体开始时，在每一对夫妻中都至少有一位是熟悉结构分析与沟通分析的。所有成员都了解本计划是实验性质，且不会事先说明目标与程序。事情进展得很顺利，在第三次会谈中，大家能以一般的沟通分析术语来描述婚姻的困难，也可以完成设定的目标。婚姻合约的本质已得到澄清，当新夫妻加入团体时，这一点会一再与之确认。

婚姻的结构可以用三种不同的角度来描述，这里的婚姻是指美国式和加拿大式的婚姻与婚姻倾向。

1. **正式合约**发生在二人的成人自我之间，且包含在婚礼仪式中，在这个过程里，双方承诺在各种情境中都对彼此坚定且忠诚。统计数据显示，此种合约不总是被当真。当离婚或出现外遇时，成人自我的承诺被废止了，因为这都意味着放弃了表面上以庄严的诚意所宣示的立场。

2. **关系合约**是一种心理合约，它没有被公开表达出来。恋爱期间有一种倾向，有一方担任父母自我的功能，而另一方担任儿童自我的功能。这也许是一种隐性寄生协议的性质，也可能是一种明智的安排，双方可以随情境的需要转换态度。假若它是一个寄生协议，那么在蜜月期结束后，当一方想转换角色时，可能就会撤销它，但另一方（在环境中相当适应）会喊说："犯规！"假如女人在恋爱期间抚育这个男人，他会隐隐地假定此关系将会在结婚后持续，而她会隐隐地同意，这基本上是秘密婚姻合约的一部分。假如她现在要转换角色并要求这个男人照顾她，而不是她照顾他，麻烦可能随之而来。如果没有外在帮助，那么这种状况可能会折中，也可能僵持。

3. 然而，婚姻本质上的基础，是两个儿童自我间的秘密合约，即**脚本合约**。在所有可能候选人中选择某个配偶，便是基于脚本。每个预期的配偶都在担任选角总监。男人在寻找一位女主角，她最能扮演好他脚本所需要的角色；而女人在寻找一位男主角，让他来扮演适合她脚本的角色。在试演期间，候选人首先被分成两类：会给出适当沟通反应的一类，及没有给出适当反应的一类。接着，用心理游戏的测试来缩小前者的范围。设计一些挑衅的操作给沟通上符合资格的候选人，试试哪些人会玩被期待的游戏。在符合资格的游戏候选人中，最后的选择会落在那个似乎最可能走完整个脚本的人；也就是说，二人是根据他们的脚本是否互补的直觉假设而配对在一起的。

赖克（Reik）[2]引用弗洛伊德的话如下："当要做一个不太重要的决定时，我通常发现考虑所有的优缺点是有利的。但在重大的事务，像是婚姻或职业选择上，这种决定应该来自无意识……在我们个人生活的重要决定里，我们应该……被我们本质中更深的内在需求所支配。"婚姻团体中的经验，证明了禁令中的"应该"能被改变为"愿意"。在一段自由的婚姻中，选择无可避免地被儿童自我的需求所主导。稍后的例子将简短地说明一些脚本合约在临床与操作上的呈现。这种合约的影响非常复杂，无法在有限的篇幅里进行系统或详尽的证明；但图示则有助于澄清术语的基本原则，至少会变得清楚些。当然读者可以在这个领域继续进行自己的观察与调查，那比任何想要证明观点的做法都更加令人信服。

治疗的目标

沟通式婚姻治疗的治疗目标，很自然地从婚姻合约的初始结构中浮现。其目标就是保存正式合约，若可能的话，让每一方在关系合约与脚本合约的协商中都能尽量获得满足。这个目标是从以下个案的临床陈述转译而来。

"婚姻中的关系与游戏必须是选择来的而不是强迫的，如此一来，破坏性与非建设性的因素才能够被筛除。此部分完成后，配偶可能仍然或者已经无法对彼此感兴趣。因而需要有足够的时间，让更有建设性的关系与游戏浮现。然后每一方都可以在这个关系的基础上，决定是否希望延续婚姻。这等于是在正式合约的框架中的心理性离婚。当每一个配偶均以一种新的方式出现时，如果双方都愿意，就提供了一个心理上再结婚的机会。假如他们没有这样做，治疗可能会导致正式合约的永久废除。"

在实务上，当游戏与脚本的成分被层层剥离，可以发现婚姻正在逐步改善，直到潜在的性困难以原始草图的字眼被暴露出来。在这个新位置上，接下来出现的问题是："现在我们要怎么办？"或是"我们要用什么来代替？"然后会出现一个强烈的诱惑，让他们在旧模式中故态复萌。若夫妻中有一方坚定不移地持守在新的位置上，且不再回到旧有状态，另一方就会有倾向寻求婚外情的对象，这个新伙伴要么能玩旧的游戏，要么能协助脚本迅速完成。如果这个诱惑被排除而且结果是好的，就像到目前为止的情况一样，那么会在婚姻中相同的、旧的性冲突上，形成新的关系，即这些性冲突仍然未解决，但处理的方式会有所不同。

可见，假若在对冲突已不加掩饰的临界点，配偶双方都去接受精神分析，那么将会导致更坚定地重新结婚，也许是跟同样的配偶，也许是跟另一个已完成新脚本、较少存在老旧需求的配偶。从沟通分析来看，目前至少有三种结局：最糟糕的情况是，婚姻中带着重要但更加可控的混乱；或者，彼此妥协并顺应许多需求；或者，最好的状况，在彼此身上看到那些至今尚未开发的性质和可能性时，能感到兴奋。如果他们有孩子，这三种状况对孩子都是有益的。

爱

这种被称为爱的东西无法用沟通分析来处理，正如其他心理治疗系统也不能。如果这种情愫（爱）存在于双方之间，这也是目前精神医学调查所无法企及的额外项目。然而，从结构的和沟通的角度来看，爱情对理想婚姻而言不是必要条件。后者指两个快乐的人之间在父母同意下的自由结合，他们的关系与脚本是互补的，且最终是建设性的，在这个基础上，两个人委身于彼此以及彼此共同的标准，可能比阿伯拉德（Abélard）与艾洛伊斯（Héloïse）的动人爱情故事得到的评价更高。

婚姻破裂的过程

在实务上，典型的美式婚姻的破裂进程，通常是在女性而不是男性身上呈现。16岁时的第一次结婚，显示了解脱行动的出现。这对夫妻一起生活了十天到十个月，然后就终止关系或离婚。假若已有孩子，通常是由太太的一个亲戚来抚养，否则婚姻的解脱功能就被破坏了。这女孩现在已成年，有民事独立性，可以带着她的脚本自由前行，她的脚本通常是不实际且受虐的。第二段婚姻发生在五年后，持续了大约五年。婚姻破裂乃因丈夫的忽略或残酷。他的确是她脚本所需的，但这脚本不好。然后她需要去工作来养活这些新孩子，同时他们成了她生活中的主要关注。她的第三段婚姻，大约在30岁，物质需求得到了照顾，但她的脚本仍存在一定程度的怀旧性，让她感到不满足，于是她开始招惹她的丈夫。然而，他实际上是第二任丈夫的温和版本，带着相同的性情，但不那么咄咄逼人，他以一种适合她（与他）脚本的方式来因应这些挑衅。进展到这里，脚本与这个女人的成人自我是不协调的；她感觉有些不对劲，并为婚姻或为自己寻求治疗。而丈夫也许是第一次以偏差行为来表达他的需求，他可能对治疗感兴趣，也可能没有兴趣。

基本上，单一婚姻者会来寻求治疗的情形如下。起初，这种组合在许多方面比理想婚姻更令人喜欢。自我决断是在蜜月或婚前性行为中获得的，这就像是和年轻夫妻的父母进行六边游戏一样。由于复杂的游戏中含有激进的释放元素，期间双方都对于性爱感到满意。在起初的性兴奋逐渐消逝后，潜在的性困难开始浮出台面。这对夫妻现在陷入一种双边游戏，那是一种性的替代品，意在减少令人害怕的性冲突的频率，同时使双方都得到些隐秘的好处。妻子可能会玩"性冷淡的女人"的游戏，她称男人为野兽，引发轩然大波，通常也会陷入金钱游戏里。以这种方式避免了令人感到威胁的亲密性行为，双方都不必面对涉及其中的焦虑。同时，仔细地收集了内在的、次级的与社交的获益。然而，在偶尔的性交中有了孩子。这件事因为有值得欣喜的理由而受到欢迎，但同时也成了一种受喜爱的分散注意力的方法。双方投入大量心力在养育孩子的相关活动上。这对于进一步的性活动，只留下极少的机会；同时提供许多正当理由，来延后或打断做爱这件事。

随着孩子渐渐长大，夫妻通常会有更多的休闲时间，于是旧的心理游戏会重新开始。困难仍会产生，因为虽然他们在游戏中扮演着互补的角色，但在彼此心目中，游戏的设定仍存在细微的差异。这些差异与他们脚本中的轻微差异变得越来越重要，以至于"犯规"的呼叫越来越频繁地出现。当这对夫妻接近40岁时，其游戏与脚本的失败会导致某种程度的绝望，这使他们寻求专业协助。

临床案例

团体中，若有人问夸特里先生问题，他会欣然回答。若有人问夸特里太太问题，他也会回答。夸特里太太会抗议这样的行为。她说夸特里先生总是表现得像个父亲，而对待她像是对待一个发展迟缓的孩子。然而有人指出，当她有机会为自己说话时，她没有把握机会。有人问她为什么，她的典型回答是自己太笨了，不了解问题。因此很明显的，这种关系是在双方同意下维持的。后来，治疗师指示夸特里先生避免为他的妻子回答问题。然后大家观察到两个现象：第一，当他没有回答时，夸特里太太会变得生气，说他不再关心她了。第二，当夸特里先生一不留神，他会不经意地回到他的旧模式里。然后他会折一下手指说"我又犯老毛病了"。过了一会儿，当他又犯了这样的错误时，他开始觉得有趣，除了夸特里太太之外，团体中的每个人都和他一起笑了起来。然而，当他们发现在性交过程中互换了角色时，不再有人觉得有趣。不再是夸特里先生充当父母自我，夸特里太太充当儿童自我；相反，他成了儿童自我，而她成了父母自我，所以两人对性交都不满意。关乎关系合约的治疗问题，是协助配偶双方稳定其成人自我，在团体中或性交中皆是如此。

潘蒂家在团体中的情况相反，潘蒂太太绝不让潘蒂先生为他自己回答问题。他像个殉道者那样忍受着这个状况，但有时候会提出抗议。然而，随着状况变得更清晰，问题也浮现了，他由于严重的脸红恐惧症，害怕如果他大声说话可能会脸红。因此他玩一种"要不是因为你"的游戏。他和健谈、跋扈的潘蒂太太结婚，作为保护来对抗自己的脸红恐惧症，并在她履行功能时，以抱怨反击她。

　　海克特家比较晚加入团体，无法了解这些术语。在他们的第二次治疗中，治疗师在海克特先生坐下时打招呼说了"嗨"，主要是想让他感到舒服。然而海克特先生没有回应。后来在治疗中，Q 医生提到了这件事。海克特先生说，像那样可笑的仪式是无意义的，且他不相信这些。然后海克特太太说，海克特先生总是这样粗暴无礼，并且给了她自己的简短回答。他提出反对，表示若她问他某些事或他要告诉她某些事，他会说需要说的，然后就闭嘴。他认为使用很多不必要的噪音没有任何用处。海克特太太说他总是用唐突的回答，令她不知所措。海克特先生说了一个关于他办公室的故事，来证明他的观点。一天秘书抵达工作岗位，并向老板说"上午好"，老板回答"我没有要求你做天气报告，我要你做的就是做好你的工作"。海克特先生认为老板说得很有道理。他说海克特太太从小被教导要相信所有的胡闹。海克特太太则说有礼貌可以使生活更愉悦。

　　这给了 Q 医生一个机会介绍消遣与游戏的观念，这是他们听到其他团体成员谈论过的。海克特太太要玩"礼仪（Etiquette）"的游戏，而海克特先生不肯。那是他们婚姻中感到不对劲的一件事。

　　森普丁夫妻与另一对夫妻组成了四人婚姻。森普丁先生在结婚六个月后变得不安，便"拉着"他的妻子加入这个团体。Q 医生站在他的立场，认为这是他们共有的脚本，而且这个婚姻从一开始就无意识地倾向于拉进另一对夫妻。他们每个人都选择了一个对这种安排有兴趣的配偶，且他们在结婚前，就隐约知道彼此有这方面的可能性。他们两人都强烈地否认这点，森普丁先生表示这真是荒谬。就他的部分，他已经准备好现在就和另一对分手了。然而，在团体提出问题后，很快就不只是引发了双方相关的幻想，甚至包括想起婚前在这个方向上的某些试探性公开行动。然后森普丁太太宣布，为了艺术的追求，她要去生活并经历一些事，而四人婚姻则是一种实践的方式。森普丁夫妻在第二次治疗后就没有再回来。Q 医生故意很快地摊牌，因为除非森普丁夫妻决定好他们要往哪个方向去，否则他们会阻碍团体其他人的进展。这是一个困难的决定，但他必须决定自己的责任为何，这就是他所想到的。

抗拒

婚姻团体中最喜欢的抗拒形式，是一个称为"法庭"的游戏，这种游戏几乎被所有不成熟的成员采用过。丈夫告诉团体一个关于妻子做了什么的冗长故事，企图为自己作为原告得到支持。然后妻子会为自己辩护，对团体解释她的丈夫做了什么触发了她的行为。在下一回合，妻子或许是原告，而丈夫成为辩护者。在每个案例里，团体都被期待担任陪审团的角色，而治疗师担任法官的角色。

有两种方法可以打破这个游戏。第一个方法是揭露这个游戏，也就是先试探性地同意原告，然后询问这使他感觉如何。接着，治疗师表示不同意原告，并询问在这种情况下他感觉如何。在夸特里太太的例子中已经说明过了，当治疗师说她是对的，她会感觉好一些；当说她是错的，她会回答"我早就知道了"。然而必须谨慎使用这个方法，在任何情况下，一年内不宜使用超过两到三次。

另一个方法是阻止这个游戏，这可以通过简单的操作优雅地达成。告知团体：他们可以用第一人称来谈论自己，或用第二人称对他们的配偶说话，但他们不能使用第三人称。

这也有助于解决另一种状况。有一些夫妻在团体会面中彼此从不说话，他们和其他人说话，他们说有关于自己或彼此的事，就是不和自己的配偶说话。治疗师提出一个道德公约："夫妻若能偶尔说话，这也许是好的"。通常，陈述这个原则，加上禁止使用第三人称，就能解决这个状况。如果这对夫妻犹豫不决，那么这种时候团体成员通常会表现出一种幽默，每个人都会主动促成并帮忙。

— 注　记 —

婚姻游戏，就像是19世纪上半叶在法国上流阶层上演的，巴尔扎克（Balzac，1904）[3] 对其中细节做了有趣的描述。与当代资产阶级之间玩的"性冷淡的女人""要不是为了你"之类的双边游戏相比，巴黎人在丈夫、妻子与难以捉摸的情人之间玩的三边游戏，具有一种贵族气质，也留下更多智力与想象的空间。以它的年代与地点，比起当今的多边游戏，它也许没有更不健康；而且除了阿图尔·施尼茨勒（Arthur Schnitzler）在《轮舞》（*La Ronde*）中隐秘探索的细节之外，它更有艺术气质。巴尔扎克坦率地使用游戏的语言，因此他诱发了轻松的情绪，他使用了"防御""捕鼠器""策略"和"联盟"等字眼。在基塞特林（Keysetling）研讨会[4] 中的一些作者，也将婚姻视为心理游戏。

更严肃来说，几乎所有和婚姻有关的玩笑当中，从最早的"这个女人对你来说是什么？""不是女人，是老婆！"，到昨天的连环漫画，都能看到其中的对立模式。更令人好奇的是，那种悲伤的一面是喜剧性的，而更深刻且更令人满足的亲密关系这一面，几乎总是以悲剧收场，至少在文学作品上是如此。婚姻治疗的理想目标，也就是投身于没有游戏的真实快乐，仍然是鲜为人知的。没有人真正对费莱蒙（Philemon）与鲍西丝（Baucis）这对老夫妻感兴趣，似乎对多数人而言，小农工的周六夜晚似乎和诗人在乡下教堂院子里写作一样单调无聊。

这是本文的看法，在每一桩婚姻中，都有一定量的病态现象，由两个配偶来分担，有时也由孩子一起分担。因此当有一方健康时，另一方就不健康，反之亦然。由于腰痛是这种病态现象常见的"身心症的"表现，可以用它作为范例来说明。以"发炎的椎间盘"来说明，于是分别有"四节椎间盘的婚姻""三节椎间盘的婚姻"及"两节椎间盘的婚姻"。在"四节椎间盘的婚姻"中，一位配偶可能是健康的，而另一位有"发炎的椎间盘"；或者，他们可能分担这个病理现象，一位配偶有"三节发炎的椎间盘"，而另一位有"一节发炎的椎间盘"；或者，他们各有"两节发炎的椎间盘"，也就是说，每个人都有中度的腰痛，而不是一位没问题，而另一位承受严重痛苦。

若一位配偶在接受治疗，另一位没有，随着前者的好转，后者会变得更加不安，或出现更多症状。用游戏分析的语言来说，当一方拒绝玩旧游戏（个案的改善以"较少椎间盘"疼痛的方式表现），而剥夺了另一方在游戏中的获益时，配偶另一方进入更加沮丧的状态（例如由"更多的椎间盘"表现出来）。这儿的推论是，在多数案例中，降低整体病理的唯一希望，是两个配偶都接受治疗。椎间盘的比喻提供了一个方便的预后衡量来评估婚姻。在这样的衡量中，"四个椎间盘婚姻"也许可以存活，虽然过程将会很坎坷；而"五个椎间盘婚姻"的未来则非常可疑。"一个椎间盘"或"两个椎间盘"的婚姻可以由非精神科的咨询师来处理，然而"三个椎间盘婚姻"则应由精神科的治疗来因应。

—— 参 考 文 献 ——

[1] Jackson, J. & Grotjahn, M. "Concurrent Psychotherapy of a Latent Schizophrenic and His Wife." *Psychiatry* 22: 153-160, 1959.

[2] Reik, T. *Listening with the Third Ear*. Farrar, Straus & Company, New York, 1949, p.vii.

[3] Balzac, H. de *The Physiology of Marriage*. Privately printed, London, 1904.

[4] Keyserling, H. *The Book of Marriage*. Blue Ribbon Books, New York, 1926.

第十九章

回 溯 分 析

沟通分析的最终目标是结构的重新调整与重新整合，首先需要的是重构，其次是重组。在重构的"解剖"阶段中，包含了对自我边界的澄清和定义，而这需经由诊断性的区分和去污染的过程来达成。"生理"阶段则是重新分配能量贯注，这部分借以特定方式选择有计划地激活特定自我状态，并运用社会控制，来建立成人自我的人格主导地位。而重组的特征通常是儿童自我的矫正，同时伴有父母自我的修正或替换。在这个动态的重组阶段之后，还有一个二度分析的阶段，即尝试对儿童自我进行去除混淆的工作。

重新调整和重新整合整个人格的最佳情境，要求在有成人自我与父母自我在场的情况下，由儿童自我进行情感性陈述。在整个体验过程中要求成人自我和父母自我要完全在场，这和心理与药物性催眠程序的一般主张不太相同，因为大多数此类操作方式的基本功能，是通过解除人格的其他部分来解放儿童自我。精神分析通过自由联想来克服这个困难。这类做法有个缺点，就是儿童自我经常以间接、不稳定和不清晰的方式来呈现自己，因此，很大程度上依赖于治疗师的诠释能力，和病人对专业诠释的接受度。

沟通分析的逻辑发展是在清醒的状态下，直接指向儿童自我来工作。从推理或从经验来看都令人相信，面对另一个孩子时，儿童自我最能自由地表达自己。因此，针对治疗自我表达的问题，最接近理想方案的解决方法，乃是回溯分析。这一程序的发展仍处于萌芽阶段，需要进行几年的实验和改进，以克服一些内在的困难并获得最大的治疗效果。

回溯分析是一种可以传授给病人的技术，先决条件是病人对结构分析有清晰的理解。而迹象显示，某些病人最不容易达到所需的放松防御或转移贯注，例如总是必须保持父母式态度的教条先生特洛伊，或总是必须保持成人自我态度的知识分子昆特博士。其他人通常能以惊人的速度掌握相当程度的技能，而有些人甚至具有至今无法理解的特殊天赋，可以立即掌握这些技巧。

　　试图将儿童自我恢复为一种实际上是重新体验的自我状态，其基本原理乃基于认识论的理由。简单地复习一下，儿童自我在功能上被视为一个精神的器官或系统的呈现，该系统称为古老精神器官。在现象学上来看，儿童自我的呈现是一个不连续但整合的自我状态；在行为层面上，从生理、心理和语言的外显症状能认知到它的存在；在社交层面上，则可以通过其沟通的性质去认识；而在历史层面上，可以用这个方式来证实这些表现的起源，那就是确定它们再现了个人在实际的童年期间所表现出来的现象。但行为描述和历史验证都是成人自我的方法。病人和治疗师以推论的方式谈论儿童自我，这就是认识论者所说的"经由描述获得的知识"。这种治疗效果通常是可观且令人满意的，但是如果古老的自我状态本身在病人的脑海中生动地重现，而不是从外部资料推断而得，那么发生的过程便不同了。这种重现的现象，与弗洛伊德的"情绪宣泄（abreaction）"、库比的"直觉记忆"[1]和彭菲尔德的颞叶现象[2]有关。即使从最严谨的意义上来看，它都是一种由非推理性的理解，构成"经由熟悉获得的知识"。[3][4] 这里说的是，不是成人自我在谈论儿童自我，而是儿童自我在谈论它本身。

　　为了清楚地理解这一点，临床医生有必要从字面上来理解。这个状况就好像有两个人在治疗师的房间里一样：一个是观察着的成年人，一个是有病症的孩子，只是这二位在同一个身体里。问题是如何在心理上把他们分开，让孩子自己说话。（为了简单起见，暂时不考虑第三方，也就是父母自我。）通过催眠这类人为手段进行分离，对最终的结果是有害的。儿科医生告诉在候诊区的母亲她的孩子在办公室说了什么，与母亲亲耳听到那些话是两回事。

当先前被掩埋的古老自我状态，在清醒状态下完全生动地重现时，它就不再是隐藏的，在需要时能被病人和治疗师进行详细检查。不仅能够产生"情绪宣泄"和"修通"的效果，而且可以像对待实际的孩子一样，来对待这个自我状态。它可以被小心地、甚至是温柔地抚育着，直到它像花朵一样展开，揭示了它内部结构里所有复杂的层面。可以这么说，可以在手中将它一遍又一遍地翻转，直到以前未观察到的特征完全被感知。这种活跃的自我状态，不像库比所认为的是一种记忆，而是一种自身真切的体验，更像是彭菲尔德所指的颞叶现象。

艾莉丝已经加入这个治疗团体好几年了，虽然偶尔会被打断，但她能用结构的和沟通的术语，出色地玩着"精神病学"的心理游戏。运用观察和推理，她可以诊断自己和其他人的自我状态，并分析彼此的沟通。终于，她有机会接受密集的个别治疗，她和治疗师都认为她已经准备好了。她之前偶尔进行的个别会谈，几乎是陈词滥调，对她自己和 Q 医生来说都有些无聊。他们都看出来她在玩"精神病学"的心理游戏，虽然这个辨识对她有很大帮助，但仍有一些不足之处。（具体来说，她玩了这个游戏的三种不同类型：心理健康、精神分析和沟通分析。她戒掉了心理健康这一类，在"疯狂的分析"这部分还有一些回旋余地，而在沟通分析这一类则受到积极鼓励，因为这对她来说似乎是最有用的。）在她开始经常坐到沙发上之后，她变得很不一样了。现象学的儿童自我开始显现出来，有一天，它全面暴露了。她实际上可以感觉到，自己回到了某种卑微乞怜的处境，并意识到这些重新体验到的感觉，对决定自己的命运有多么大的影响。她现在深刻地感受到，自己作为成人自我和儿童自我的双重身份。第二天她报告说："你知道，从昨天开始，我感觉比过去几年都更清晰了，就好像我从迷雾中走出来一样。认出儿童自我是一回事，但实际上感觉它是另一回事。这太可怕了。知道这是我的儿童自我，并没有让我更舒服，但它确实让我松了一口气，至少我知道这些感觉是从哪里来的了。"

因此，回溯分析是一种有意的尝试，它将对儿童自我的研究，从推理的基础转变为以现象学为基础的研究。资深治疗师，也就是拥有丰富的结构分析经验，并对沟通分析和游戏分析也有一定了解的治疗师，他们会对病人这么说："我5岁了，我还没开始上学。你可以选任何年龄，但要在8岁以下。现在开始吧！"

在这里，治疗师扮演的角色，是一个还不熟悉复杂音节或语句的孩子。这是一种特殊的角色，因为这是他非常熟悉的角色：他只需要成为他5岁时的样子就好了。

要报告单次会谈中回溯分析的结果，其实并不容易。治疗师要能贯注在两个不同的自我状态之中。他必须是半个儿童自我和半个成人自我，且后者要能观察自己和病人的行为。无论从他一般的治疗性成人自我中挪出多少能量贯注到他的儿童自我上，都要让他的成人自我维持极度专注，以保持这两种自我状态同时都是活跃的。可能的影响是成人自我记忆力的受损。他在当时可以有效处理正在发生的事情，但在事后却很难重建整个事件。过程中禁止使用录音机。如果把录音机介绍给两个实际上五六岁的孩子，那么很快会发现，对孩子们来说，录音机是多么有影响力的神器。而且由于对回溯分析的理解还未深入，因此无法估计如果房间里有录音机，将对治疗程序有什么影响。

然而，大致重建这个过程，至少会对所发生的事情有所助益。惠特先生的父亲在他两岁时去世了，他在一次个别会谈中谈到，在看待自己某些不适当的性行为时，他存在一些父母式的态度。

　　　Q医生：我5岁了，还没有上过学。你可以选择任何年龄，但要在
　　　　　　　8岁以下。现在开始吧！

　惠特先生：我爸爸死了。那你爸爸在哪里？

　　　Q医生：他出去看病人了。他是一个医生。

　惠特先生：我长大后要当医生。

　　　Q医生：死是什么意思呢？

　惠特先生：这就是说你已经死了，就像鱼死了、猫死了、鸟死了一样。

Q 医生：这不一样，因为人死了就不一样了。他们有葬礼和所有的事。

惠特先生：你怎么知道？

Q 医生：我就是知道。他们会举行葬礼，然后把他们埋在墓地里。你爸爸在墓地里吗？

惠特先生：是的，他也在天堂了。

Q 医生：他怎么会在墓地里又在天堂呢？

惠特先生：嗯，他是。

Q 医生：天堂在哪里？

惠特先生：它在天上。

Q 医生：如果他在天上，他就不可能在墓地里。

惠特先生：是的，他可以。有个东西从他身上出来，它去天堂了，然后他们把他其余的部分放在墓地里了。

Q 医生：它是从哪里来的？

惠特先生：从他嘴里出来的。

Q 医生：你很有趣。我不相信。你怎么知道是从他嘴里出来的？你能看见它吗？

惠特先生：不能，但不管怎么说它就是有。

Q 医生：如果你看不见，你怎么知道？

惠特先生：因为我妈妈告诉我的。上天堂的是你真正的爸爸，他们放在墓地里的只是他的身体。

Q 医生：嗯，我不明白他怎么会出现在两个地方。那他在天上做什么？

惠特先生：他坐在耶稣旁边看着我们。你知道，你看起来很好笑。你的脸好瘦哦。

Q 医生：你疯了，竟然相信你爸爸可以在两个地方。

惠特先生：我希望我有一个真正的爸爸。（哭泣。）好吧，我受够了。

　　这段简短的体验，让病人和治疗师都清楚看到，惠特先生的儿童自我对他的父母自我的起源、功能和现实是多么困惑。在这之前，他父亲的影响以及他对父亲无意识的幻想，只要它们影响了他的行为，那么整个问题都是因为解释和推论而来。进一步的回溯分析揭示了那些幻想是多么丰富，并且他的儿童自我是多么难以调和对死亡的矛盾：他父亲的身体在白雪覆盖的墓地里颤抖，而另一个从嘴巴里出来的父亲，则幸福地坐在温文儒雅的耶稣旁边，父亲的平静却不时被子孙的行为打扰；而当惠特先生自己的时刻到来时，他将战战兢兢地在上帝和他父亲——穿着一次大战前定制的全套优雅服饰——的灵魂面前，接受永恒的审判。

　　从控制论的意义来看，在正常的社交互动中，是由儿童自我为成人自我设定程序；而这里的情况则相反，治疗师的成人自我必须为儿童自我设定程序。即使只提供简短的摘录，也很容易看出来若干技术上的困难。一个5岁男孩会像治疗师一样那么执着地追踪一个主题吗？即使一个5岁男孩很自然地用词，他真的能对病人说"你疯了"这句话吗？病人真的可以不把治疗师视为专家，而像对待另一个孩子一样与他交谈吗？显然，回溯分析仍处于高度实验阶段，只能在非常谨慎选择的案例上使用。

　　在团体治疗中使用这种技术，同样会产生有趣的结果。

　　Q医生：我5岁了，还没有上过学。你们每个人都可以选择任何年龄，但要在8岁以下。现在继续。

　　西瑟：我爷爷对我做了坏事。

马格诺利亚：我不记得有任何男亲戚对我做过任何不恰当的事。

　　Q医生：马格诺利亚上过学啰，她用了很难的词。什么叫作"不恰当"？

　卡梅莉亚：我知道，因为我妈妈告诉我了。"不恰当"就是指你做了不该做的事。

　　黛西：卡梅莉亚，你一定和你的母亲关系密切。

Q 医生：那位女士，黛西，正在听我们说话，她也用了很难的词。

艾莉丝：有时候我不敢在这里玩，因为我知道黛西女士正在看着我们。

Q 医生：为什么你们都来我家玩？

萝西塔：我喜欢去男孩家玩。你们可以有各种好玩的事，而且可以做坏事，就像我妈妈和一些来看她的男人所做的那样。

依此类推，大约持续20分钟。在这之后，成员们纷纷表示，这一次对自己产生了不寻常的影响。卡梅莉亚的胸口剧烈疼痛，让人想起早期的胃痛；萝西塔感觉自己好像在飘浮；西瑟的手在颤抖；宝妮在哭泣；黛西头痛得很厉害，她说她从七八岁开始就没有头痛过；马格诺利亚的心怦怦直跳；艾莉丝对自己涌现的大量新记忆感到震惊。而海瑟妮则一直努力不发出咯咯的笑声。

这些女士对这个做法的力量都印象深刻，而当西瑟提议她们下一次聚会再做一次时，她们都投了反对票，直到几周后她们才准备好再次进行。与此同时，那些同时进行个别治疗的人，则增加了很多新的话题要谈。

将8岁作为病人回溯的临界年龄，是因为很少有人声称对8岁之后的事得了健忘症；因此，所有的病人都可能有一些可以继续进行治疗的记忆基础，不太容易发生用"完全健忘症"来作为抗拒的事。选择5岁作为治疗师的年龄，是因为这个年纪已发展了一些现实感，但只有学龄前的有限词汇。词汇的限制，使得面质那些没有投入的人变得容易，这些人可以通过用词的复杂性而分辨。它提供了一种令人信服的方式，来向他们说明需要如何做；如果他们不能接受这么广泛的暗示，那么他们很可能是抗拒，而不只是不清楚。

回溯分析是一种心理剧，但它的理论基础和技术似乎更精确。[5] 它的范围更有限也更少人为的操作，因为所有参与者，包括治疗师，都曾在血汗和泪水中扮演过这些角色。它可能与罗森（Rosen）[6] 的"直接分析"更密切相关，尤其是在材料的使用上。

由于这是目前沟通分析里最先驱的领域，因此迄今为止所知的一切都是暂定的，任何进一步的陈述都是不明智的。钱德勒和哈特曼[7]对LSD-25的研究可能会进一步阐明这个主题，它与回溯分析有很多共同点，而且似乎没有其他药物性回溯的一些缺点。

── 参 考 文 献 ──

［1］Kubie, L. *Loc. cit.*

［2］Penfield, W. *Loc. cit*

［3］Runes, Dagobert D. *Dictionary of Philosophy*. Philosophical Library, New York, n.d. "Acquaintance, Knowledge by"; "Description, Knowledge by"; "Epistemology," Section f.

［4］James, W. *Psychology*. Henry Holt & Company, New York, 1910. p. 14.

［5］Moreno, J. L. *Psychodrama*, Vol. 1. Beacon House, New York, 1946.

［6］Rosen, J. *Loc. cit.*

［7］Chandler, A. L.& Hartman, M. A. *Loc. cit.*

第二十章

理论与技术的检视

理论

一个系统是无法从内部被概括的，对地球进行最精细的检测，也无法揭示它在宇宙中的位置，直到研究者得到勇气，抬头仰望无际的天空。普及化是经由提问形成的："这是关于什么的例子？"对此，在当代数字理论中能找到一个很恰当的例证。素数的特性与关系，在过去22个世纪里一直是那些最聪明的知识分子深入且持续研究的主题。然而从埃拉托色尼（Eratosthenes，公元前2世纪的古希腊数学家、地理学家、历史学家、诗人、天文学家）最初的研究以来，这个领域的进展到现在仍相当贫乏，只是充满一些不肯定的成果。最近发现有一个方法可以回答这个问题："素数序列是关于什么的例子呢？"答案是，这种"数学筛法"[1]有许多可能的变异及无限的例子。即使对外行人而言也能明白，埃拉托色尼方法的推广，在进一步的理论发展与实务应用上，将具有令人兴奋的可能性。数学家们一般都欢迎这种带来扩展的洞察，其优点是能将原本难以相关联的领域，整合在一个能被理解的概念之下。

有迹象显示，结构分析与沟通分析可能具有类似的功能。举例来说，将社会临床科学的教科书、专门著作与报告翻译成结构分析用语的实验，已经揭示了结构分析与沟通分析的两项优点：第一，因用语而变得更清晰与简洁，可大量降低此类作品的体积；第二，为迄今为止的不同学科之间提供一种通用、相关的术语，这有助于解决跨学科问题。

为了表示认可，应该说结构分析就像是以心理动力为核心的"苹果"。

认真的学生会发现，核心整齐地滑入苹果中；而想仓促地强迫苹果塞入果核，只会可悲地破坏临床经验的成果。

角色扮演

自我状态必须和"角色"区分开，除非角色扮演的概念被降低到荒谬的程度，以至于可以包括任何事。应以这样尊重的态度，来定义结构分析的位置。

当一个会计师在一个扶轮社（Rotary Club）的晚宴中说话时，他可能会按一个会计师被期待的样子来表现，这是角色扮演。但当他在办公室专注在一列数字时，他不是在扮演一个会计师的角色，他就是一个会计师。他维持在某一个自我状态，这个自我状态对于求和一列数字而言是必需的。

若一个治疗师扮演治疗师的角色，他将无法与有洞察力的病人进展得太深入。他必须是一个治疗师。假若治疗师判定某个病人需要父母自我的再确认，他不会扮演父母亲的角色，而是运用他的父母自我。对此状况有一个很好的测试，就是他企图在其他同僚面前"彰显"他的家长式作风，但面对病人时，却让病人感觉治疗师不是父母式的。在这个例子中，他正扮演一个角色，但直率的病人立刻就明白，成为一个给予安慰的父母自我，和扮演一个给予安慰的父母之间的差异。心理治疗训练机构的功能之一，就是区别受训者是要扮演治疗师的角色，还是想要成为治疗师。

一个病人可能在另一病人的脚本或游戏中扮演一个角色，但作为一个个体，当他处于父母自我、成人自我或儿童自我时，并不是在扮演一个角色，他存在于三个自我状态中的某一个。处于儿童自我的病人可能决定要扮演某个角色；但不论他扮演什么角色，或如何从一个角色转换到其他角色，他的自我状态仍维持在儿童自我。他甚至可能扮演某种类型的孩子，但那只是他儿童自我状态的其中一个可能选项而已。同样的，孩子在玩"游戏屋"时，可能各自扮演母亲、医生和婴儿的角色，但当他们扮演这些角色时，他们仍然是某个年纪的孩子。

训练

结构分析的训练并不像精神分析的训练那样困难，但它也够困难了，而且对于先前已经接受的训练，需要有相同的批判态度，包括先前的精神分析训练。为了获得适当的临床感，至少需要为期一年的每周一次的研习，以及每天练习。有一次，作者被要求发表一次关于沟通分析取向的20分钟的报告，却被指派了一位对此取向没有经验的人担任讨论员。这就像是在一群积极的真空管制造商面前，发表一篇关于晶体管（一种小的电流设备，以控制或增加电流量）电路设计的理论和实务的20分钟报告，事实上这些制造商没有一个人见过电晶体。如同弗洛伊德曾经说过，和一个想法眉来眼去是一回事，但和一个想法结婚又是另一回事了。这个警句可以这样解释："你永远不能了解一个女人，除非你和她一起生活过。"偶尔在公园里和沟通分析师做一点沟通分析，是很难揭露它所有的可能性的。对沟通分析师而言，相对短的训练时间，并不是因为沟通分析必然更简单或不重要，而是因为比起其他心理治疗系统，沟通分析的资料浮现得更加自发，也更突显。

治疗提示

1. 建议新手治疗师先专注学习辨别成人自我与儿童自我。父母自我可以先放在一旁，直到父母自我的资料明显地出现在他面前。对新病人也是如此。

2. 应该在临床资料出现之后，再好好地介绍系统让病人明白。举例来说：明智的做法是，从病人提供的素材中，至少找到三种可供诊断的例证。若病人不了解第一个例子，可以指出第二个。如果这也被拒绝了，应该设想是病人抗拒或时机不对的缘故，而不是认定病人不了解。第三个例子则预留着，直到稍后能用其他方式确认时再提出。

3. 接着，必须根据实际的历史资料来诊断父母自我或儿童自我。一位实际照顾过病人的父母人物，或是病人童年时期的自己，必须曾表现过目前所标示的行为。若这样尚未成立，就先搁置诊断。

4. 自我状态的三分法，必须按字面上的意思去理解。好像每个病人就是三个不同的人。除非治疗师能用这个方法来感知病人，否则他尚未准备好，还不能有效运用这个系统。举例来说，病人出于三个不同的理由来寻求治疗：一个是他的母亲（或父亲）带他来这里的原因；另一个是合理的解释；而第三个理由是他可能以一个学前孩童的身份来到这里，也许为了得到糖果或其他替代物。一样的，他内在某个部分可能拒绝来做治疗，但另两个部分则把他拖到这里来。

  在个别会谈中，在理解所发生的事有任何困难时，通常可以透过分析这个状况来解决，把它当作实际上有六个人在房间里，这样就会清晰起来：举例来说，有治疗师、他的父亲，以及作为小男孩的他；在病人的部分，有小女孩，一个客观中立的家庭教师、保姆或儿科医生，以及病人的母亲。

5. 再说一次，在这儿不谈"成熟"与"不成熟"的字眼。理论假设每一个病人都有一个结构完整的成人自我。问题是如何让它被贯注。就像有一台收音机在那儿，问题是如何让它接上电源。

6. 使用"幼稚"这个字眼儿，似乎含贬义，同样必须排除使用。儿童自我可能感到困惑，或是充满非建设性的感觉，但像孩子般的品质，很有可能是人格中最有价值的部分。

7. 大多数情况下，所提供的例子都是关于儿童自我的行为与社交部分，因为这些是客观观察。针对这些进行讨论，仅能提供智性上的洞察。为了得到最好的效果，病人必须经历那个自我状态本身，即现象上的儿童自我，再次成为全身泥泞的小男孩或穿着破烂衣裙的女孩，并以几乎真实的意象再次看到童年的重要人物。

8. 要记得心理游戏是一个非常精确的概念。游戏不只是一种习惯、态度或反应，而是一种特定序列的操作，互动的每一步，都期待得到特定的反应；第一步，有一个反应；第二步，再有一个反应；第三步，再来一个反应；接着就是"将军"！

9. 人们可能需要一些时间才能明白，游戏与消遣并不是偶尔发生的，而是在社会上占用大量时间和精力的。

10. 当一个病人被辨识出来在玩某种游戏时，病人与治疗师双方最终都会明白，这个游戏并不是偶然的玩笑话，而几乎是不间断的、日复一日以不同强度的形式进行着。

11. 理想的干预是"靶心（bull's-eye）"的沟通，一种有意义且能被病人人格里的三类自我状态接受的沟通，因为这三个部分都能无意地听进所说的一切。

在团体里一个紧张的时刻，海克特先生从他的口袋里拿出了一块糖果，并且分了一半给他的妻子。然后这两个年轻人就蜷缩在椅子上，像两个高中生一般地嚼了起来。Q医生说："现在我了解你们为何结婚了！你们就像森林里的两个流浪儿，从你告诉我们的那个蛮横的父母那儿逃跑了。"海克特先生补充说："而且我们一起吃巧克力。"Q医生补上一句："是的，你们一起制造了甜蜜的巧克力。"每个人都笑了，海克特太太插了一句古老格言"心怀邪念者蒙羞！"

Q医生的玩笑很接近靶心沟通了。因为用了"甜蜜"这个字，使得海克特夫妇甜腻多情的父母自我很高兴；这也取悦了他们的成人自我，因为它也是中肯并有趣的；同时它至少也触到了海克特太太的儿童自我，因为她领会到这句话意指其肛门性格的模样，乃暗示他们婚姻之脚本合约的本质。

12. 在初学者产生动力之后，将会有一段热情期。随之而来可能会有一段反感期，特别是抗拒使用术语。这种后退现象不应引发焦虑或导致放弃，因为那是学习过程中正常的现象。事实上，若这样的反应没有发生，反而令人质疑，是否能对理论产生任何深刻的信念。特别当一项新的专业原则，即将变成学习者人格统整的一部分，而且即将决定一份永久的承诺时，可能会暂时性地出现更深的抗拒。这似乎是任何专业训练的一部分，且可能是很自然的结构性现象。

结果

读者现在已经比较熟悉沟通分析能做的一些事了。在作者过去四年的工作实务中，大约有100人给了它公正的评价（至少连续七周，有时长至两三年）。当中有20人是处于精神病前期、精神病发病中或精神病后期的病人。在治疗结束时，多数病例中的病人、家属与治疗师三方都觉得好多了。其他治疗师运用此治疗方式的经验，在许多案例中也有类似结果。先前曾被一位或多位精神科医生运用正统精神分析、精神分析式治疗以及其他各种取向治疗过的病人，都感到特别满意，因为他们都做了充分的预备。这些人结束时通常状态都很好，并且对沟通分析抱持非常肯定的态度。

有些病人，特别是这些未能有意义地运用沟通分析的人，在态度或行为上显得没什么改变。有三个案例彻底失败，他们的治疗以自愿住院结束；这三人都曾因精神病而住院。

在三个失败的案例中，痛苦最少并最有启发的是B太太，她是第一个尝试进行游戏分析的酒瘾者。她似乎得到了某些洞察，在两次个别会谈与十周的团体疗程后，有一天她出现在团体中，要求团体成员告诉她，他们对她的看法。每个人都印象深刻，因为这是第一次她主动地参与。治疗师意识到，现在她觉得足够舒适，可以开始玩她的游戏了。团体成员用一种客观、合宜的方式回应她。B太太抗议，她要听"真话"，显然意味着她对某些评论有些不同意。团体没有回应她。用游戏的语言来说，他们拒绝在她的酒鬼游戏中扮演迫害者。她回家告诉她丈夫，如果她再喝一次，他要不就和她离婚，要不就送她到医院。他同意了。她很快喝得烂醉，而他带她到医院，在她出院后，他们就离婚了。

精神的装置

在最近发现的一个例子里，一个单一未受污染的自我状态里出现了一个分裂的现象，运用到目前为止已成形的理论基础，无法解释这种情况。在企图解释这种异常现象时，发现需要推论出，能立刻有效澄清某些模糊状况的新元素。

以下将以迪凯特先生作为临床案例，来介绍这些新元素。他是一个30多岁的成功旅行销售员。在一次长程旅行之后，他回到家时带着高度的性张力。在与妻子进行了满意的性交后，第二天早上他在家乡继续销售工作。一次性交只能稍微疏解他健康的性欲，他期待着当晚回家时能有更多次性交。因此，他在今天与女性客户交谈与聆听时，发现自己有时对她们有性幻想，就不足为奇了。他观察到，在这样的时期，他的成人自我分成两部分，一个性的部分，一个谈生意的部分。作者倾向同意他这样的诊断。性幻想似乎与性器前期元素均无关系。它们具有侵入性，又很周到，在现实情境的每个可能性里都能适应得很好。原则上，这种幻想符合现实中性器的"兴趣对象"的标准，若不是因为爱，便是基于健康的生物性本能的张力。因为既不是由父母自我的抑制，也不是儿童自我的古老元素，只能认定它们来自成人自我，而不是别的了。不在外在精神器官与古老精神器官的影响之下，是由现实测试所控制。

当这些幻想正在进行时，他继续以惯用且有效的商业模式，和客户谈话与聆听，这个表现也是一种成人自我的活动。因此必须承认有这个现象，就是他的成人自我为了所有临床上的目的，分裂成两个不同的心智状态，并同时在起作用。然而，他也提到，幻想是有趣的，而商业活动也是成功的，但这两者都缺少了点强度。从这些陈述中可以推论，贯注分散到这两部分之中，所以二者都没有像平时独自运作时那样充满活力。他也提到，当他聆听一位客户长篇大论时，是什么原因帮助他维持心思在生意上，而没有完全陷入幻想中，那是一种责任感，或"应该"感。

接下来的讨论，对于在沟通分析方面有良好临床基础的人而言，将很有助益。否则，这些被推论的元素，虽然实为临床实务的必需品，也可能被看成另一组无关的概念，就像只是学术心理学中很多普通的概念罢了。

我们现在来说明三种情况：决定因素、组织者和现象。现象是已经很熟悉的，类似自我状态：儿童自我、成人自我与父母自我。组织者则类似于心理的"器官"：古老精神器官、现今精神器官以及外在精神器官。决定因素是决定组织与现象品质的因素，也就是，决定因素建立了后两者的编程。内在编程来自固有的生物性力量。这些可能影响任何的组织者，从而影响所产生的现象。概率编程则来自基于过去经验的自主性信息处理。外在编程则从外在准则的整合而来。

在旅行销售员的例子中，现象就是一个成人自我，是现今精神器官的一个表现。但一方面有一个强大的内在生物决定因素，而另一方面则有强大的外在（道德）决定因素。他的解决策略是分裂成人自我状态，其中一部分由本能决定，而另一部分则由责任感来维持。然而，执行力量始终在现今精神器官这里，所以针对现实中可能的状况，他的行为具有良好的检验力并且是恰当的。

下一步是假定每一个组织者有两种功能，而且重点是这两项功能是相互独立的。第一项功能是把决定因素组织成为有效的影响，另一项功能是组织现象（这两项功能的独立性，可能很容易以贯注平衡的基础来解释。贯注最活跃的组织者将得到执行权，而贯注较不活跃的则只会产生影响作用）。从系统发展来看，因为本能是古老的，逻辑上可以假定，内在编程是由古老精神器官来进行。因为现今精神器官被认为和信息处理有关，故可以将它视为概率编程的组织者。而外在精神器官被认为是和借来的自我状态有关的器官，它可能担任的是组织外在编程的任务。

现在，我们可以回顾一下在结构分析中遇到的一些模糊之处。自我状态，是某个精神器官或组织者之活动的行为或现象的呈现。这些器官各有其独立的任务，能有效地组织在某一特定时刻中最活跃的那些决定因素。这导致了两个平行系列，而有九种简单的状况：儿童自我，分别带着内在编程、概率编程或外在编程；成人自我，同上；以及父母自我，同上。以下不会尝试一一涉及，但若干的讨论将会有所助益。

古老精神器官的特征，是弗洛伊德所称的初级过程；现今精神器官，则是次级过程；而外在精神器官是类似认同的概念。因此儿童自我倾向于初级过程，但概率编程往往会阻碍这一点。成人自我倾向于次级过程，但内在（本能）编程则有可能阻挠这个功能的运作。父母自我的趋势是根据借用来的内容来发挥功用，但这可能被内在编程或概率编程所影响。

这些情况听起来与先前讨论过有关污染的现象有些相似，而这些现象和污染的关系仍有待澄清。先前已用内容物的用语大篇幅地描述过污染的概念，目前的讨论是从功能的观点来看。

一般来说，父母自我有两种态度：抚育的与禁止的。这些态度，先前是以历史资料来澄清，现在可以用功能性来解释。它们的功能性解释，取决于死本能的概念是否可以被接受。如果可以，那么这两种态度都可被视为内在编程的外在精神器官的自我状态：抚育的态度由力比多所决定，禁止的态度由死本能决定。若不能接受死本能，那么抚育性的父母自我仍然被视为是受到内在编程的（如内分泌的）影响的。而禁止的父母自我则可视为是受到外在编程影响的。

父母自我也可以描述成，一方面像一种影响（"像母亲会喜欢的那样"），而另一方面是活跃的自我状态（"像母亲一样"）。现在很清楚了，第一种指的是外在编程（旅行销售员的成人自我出于责任感来掌控他的生意时），而第二种指的是一个活跃的自我状态，其可能以三种方式中的任何一种被编程，或以三种方式组合被编程——"像是在我生病时来照顾我的母亲"（内在的）；"像正在争论生活账单时的母亲"（概率）；"像正在打我屁股的母亲"（外在的或内在的脉络）。很明显，从功能性而不是现象学的观点来看，此状况也与父母自我的二度结构有关。

至于适应儿童自我与自然儿童自我之间的区别，现在也能更简单地陈述。外在编程的古老自我状态是适应儿童自我，而内在编程的古老自我状态是自然儿童自我。为了完整起见，可以为概率编程的古老自我状态添加一类称作早熟儿童自我，虽然在所有实务案例中，决定性因素间的关系更为复杂。所列举的例子，只是意图对实际状况提供简略的图示或摘述而已。

在企图澄清成人自我状态在许多情况中所面对的困难时，特别需要编程的概念或推论。例如，其中一个用处是区别"理性"权威与"专制"权威。理性权威可能是任何人，从独裁君主如所罗门王，到某个交通警察。现代的一个常见例子是海外的英国或澳洲殖民地管理员。他们对原住民的做法通常是一种运用统计资料的信息处理，但他们的态度是父母式的，而他们对问题的解决策略，在其负责的部分，则通常倾向于孩子式的。[2] 这可以被描述成一个由父母自我编程的成人自我，如图 20.1（a）所示。专制权威，乃是人们一般所描绘的或大或小的独裁者：他的方法主要是强行把自己的意志加在他关注的议题上，但他维持一种理性辩护的态度，所以他的宣传会呈现出经过计算的统计资料，以使他的暴政合法化。因为他的"真实自我"是父母自我，"他自己"可能相信他所说的。这是成人自我编程的父母自我，如图 20.1（b）所示。（为了完整起见，可以加上一类称为不可预测的专制权威，就是儿童自我编程的罗马皇帝，他们想在无节制的残忍和放纵中，实现他们古老的幻想。）

在一个更普遍的层次，参见图 16.1（d），道德的成人自我，"德性"，在功能上可以看作由父母自我编程的成人自我，表示好母亲会以符合道德的行为对待她们的婴儿。感觉的成人自我，"感性"，可被理解为由儿童自我编程的成人自我，指在某个年纪，哥哥有痛苦的时候，弟弟会哭。

我们这里所称的决定性因素，是从沟通分析临床资料归纳出来的，如同另一组概念，是更早之前从类似的资料中衍生出来。这种对应性是可喜的，因为这表示透过各自独立的观察，支持两个系统的有效性。本我、自我与超我的概念，在弗洛伊德的跟随者手里，已有点变成行话了。在正式讨论

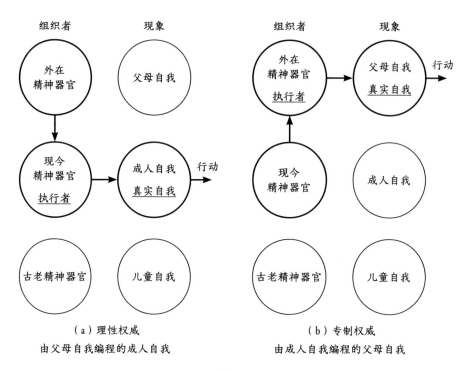

（a）理性权威
由父母自我编程的成人自我

（b）专制权威
由成人自我编程的父母自我

图 20.1

中，最好还是维持弗洛伊德原本的表述。[3]

本我。"它包含一切被遗传的东西，出生时就存在，是固定在体质里的，因此，这个本能源于身体的组织，以一种我们未知的形式，在本我里找到它们的第一个心理表达……这部分最古老的心理装置，在一生中仍然是最重要的。"这样的描述不仅足以表达"本我活动"的流行概念，同时能说明性器的性因素及母性的抚育行为，从这个意义来看，本我活动就类似于"内在编程"。

自我。"它有自我保护的任务……它执行这项任务的方式很多元，透过感知形式不定的刺激，（透过在记忆中）储存这些经验，（透过战斗）避免过度的刺激，（透过适应）处理中介刺激，且最后（透过活动）学习对外部世界进行适当的调整，来使自身受益……对本我而言，它执行任务的方式，是透过对本能的要求来获得控制，透过决定这些要求是否允许得到满足，透过延迟这种满足，直到在外在世界中有利的时间与环境，或完全压抑这些本能的兴奋。"这一种机制，类似特殊的能自我编程的概率计算器，像现今精神器官编程的模型。

超我。"漫长的童年时期，成长中的人依赖着父母而生活，留下一种沉淀物，在他的自我中形成一种特别的机制，在这机制中，父母式的影响得以延长……父母的影响自然不只是包括了父母的个性，也包括了个人在发展成长中传递到超我中的种族、民族与家庭传统，这些影响胜过后来父母继承者或代理人的贡献。"事实上，超我是外在心理影响的蓄水库。

总结来说：本我与超我有一件事是共通的：他们两者都代表了过去的影响（本我是遗传的影响，超我本质上是从他人那儿受到的影响），然而原则上，自我由个体自己的经验所决定。

弗洛伊德未提起系统现象学的任何问题，且正是在这里，结构分析的理论能够有效地填补这个心理学理论的缺口。就像沟通分析，以建立基本的单位（沟通），以及更大单位的社交行动（游戏与脚本），填补了社会理论里的缺口。

― 注　记 ―

经过了几年的初步发展之后，作者自1954年秋天起，开始有规律地使用结构分析。到了1956年，沟通分析与游戏分析的必要性及原则已经相当清晰地浮现，能表明一个更有系统的、持续的治疗计划。在1954年9月到1956年9月的初期阶段获得的结果，已经在别处发表，[4]并总结于下表之中。所使用的标准和本文中所提及的标准类似。"F（failure）"表示失败，病人的治疗以自愿住院为结束。"O"表示病人在态度或行为上少有改变。"I（improve）"表示病人在各方面都被一致认为得到稳定的改善。"P（patient）"这一列所指的病人，包括了所有精神病前期、精神病发病期与精神病后的病人，而"N（number）"这列则包括所有其他病人数目。

总数		数目			百分比		
		F	O	I	F	O	I
P	23	2	3	18	10	12	78
N	42	0	14	28	0	33	67

这些数字的价值，往好里说是有待商榷的，往坏里说则可能误导病人、专业与非专业人士，以及收集这些资料的治疗师。关于是否为文中提及的病人制定类似表格的问题，作者在与一些同僚和病人本身讨论之后，发现大家几乎一致表示怀疑或反对。病人是主要受关怀的对象，他们相当愿意配合任何治疗师建议的评量程序，但总的来说，他们似乎认为那些数字式的量表和心理治疗进程的事实没有什么实际关系。一位女士举了一个例子："今天早上我碰巧看着我的洗衣机，它看起来很真实，这让我非常开心。我来这里以前，事情并不像现在看起来这样。"那么问题是"你怎么知道那对我的意义有多少，且你如何向任何人证明它？"彻底的失败容易被分类，但成功，至少在私人办公室的实务中，是很难被准确量化的。

将7个星期选为可接受的最短治疗期限，因为这似乎是一个自然的生物周期。通常要花39～45天，自我界限才能从相对稳定的状态转换到一个新位置。这是"结晶化"时期。[5]举例来说，对一个新房子"变得习惯"的过程（对于对自己的住所有兴趣的人）。因此，在做调查时，很务实的做法是，只认真对待那些至少连续7周稳定就诊的病人，不管病人约诊的频率如何，至少他们每周进行一次会谈。若病人的就诊频率少于一周一次，那就必须考虑另外的时间段，否则这会使每一次会谈成一个"新经验"，且因此打破了连续性。很明显，若在初期阶段错过了一周会谈，这也是被打破了连续性。

数量惊人的精神分析师已注意到了结构性现象，也就是自我状态的转换，或者是病人提到，这里称之为成人自我和儿童自我的现象。而令人惊讶的是，除了费登和他的学生之外，没有人认真思考这个问题。H.威森菲尔德引起了我对艾克斯坦（Ekstein）和沃勒斯坦（Wallerstein）[6]一篇论文的注意，在论文中作者们非常强调这些观察的结果，但最终却放弃了自然主义取向，转而变成了防御机制的技术探讨。虽然他们的结论相当有趣，但对于很有发展性及令人兴奋的初步观察而言，这些结论显得平淡无奇。这篇报告以一种引人入胜的方式，显示了边缘人格与精神病孩童在古老精神的、现今精神的与外在精神的自我状态之间的转换。

── 参 考 文 献 ──

[1] Hawkins, D. "Mathematical Sieves." *Scientific American*. 199: 105-112, December, 1958

[2] *Pacific Islands Monthly*. Pacific Publications Pty., Sydney. Passim.

[3] Freud, S. *An Outline of Psychoanalysis. Loc. cit.*, pp. 14-18.

[4] Berne, E. "Ego States in Psychotherapy." *Loc cit.*

[5] Stendhal. *On Love*. Peter Pauper Press, Mount Vernon, N. Y., n.d.

[6] Ekstein, R. & Wallerstein, J. "Observations on the Psychology of Borderline and Psychotic Children." *Psychoanal. Study of the Child*, IX, 344-369,1954.

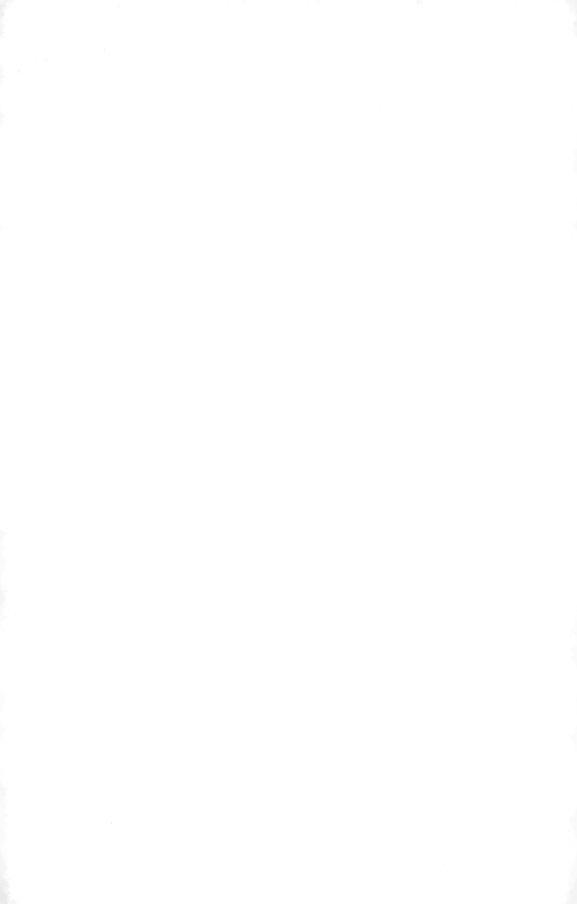

附　录

结案个案的追踪

以下这个案例呈现了完整的结构分析和沟通分析过程中的相关程序与结果。直到最近，随着理论发展的全面成熟，系统性地从开始到结束地使用这种方法才变成可能，因此其后续的追踪工作相对较短。尽管如此，本案例并不是一个孤立的例子，无论是运气好还是治疗已达成目标，目前正有一小群病例正继续受到关注，在今后几年内，将持续观察这些病例的进展与最后结果。其中包括在受控制的治疗条件下，在症状及社交方面均出乎意料地迅速改善（按照以前的标准）的病人。

在详细讨论埃纳太太的案例之前，值得先简单谈谈30岁的家庭主妇亨德里克斯太太的案例。亨德里克斯太太在十年前第一次就医，当时她患有焦虑性抑郁症，这是在抑郁中仍体验到焦虑以及无法停下来的症状。她接受使用传统的支持方法（一般称为"提供口腔补给"）治疗了一年，在此期间她康复了。

十年后她再次回来就医，如果说和上次有什么不同，那么她比上一次发病时更糟，有更活跃的自杀幻想。这次她接受了结构分析和沟通分析治疗，在六周内，她的改善情况比上一次发作时接受了整年治疗的预后要好；这不只是她自己和治疗师的看法，也是她的家人和亲密友人的看法；而相较于先前的"支持性"提供"补给"，这种改善是由明显不同的程序带来的。又过了六周，她的应对方式比她一直以来做得都要好，她放弃了某些长期以来自我封闭的企图，转而生活在这个世界上。她还放弃了一种不健康的倾向，不再认定自己不幸的童年或处境为理所当然。她开始在家庭生活所展现的新可能性的框架里，找到自己的身份，而不是玩着"木头腿"和"要不是因为他们"

的游戏。之所以提到这个案例，是因为它提供了一种情境，这是临床实践中尽可能希望得到的、控制良好的情境，即同一个病人有两次相似且明确定义的发病期，中间有一段时间间隔，两次分别由同一位治疗师用两种不同的方法治疗。

现在回到埃纳太太那里。正如第十四章开头所述，这位女士最初抱怨的是突然发作的"抑郁症"。读者可能还记得，她先前接受过三种形式的治疗：匿名戒酒会、催眠以及结合禅宗与瑜伽的心理治疗。她对结构和沟通分析表现出了特殊的天分，很快就开始对她与丈夫、她与儿子之间的游戏进行了社会控制。正式诊断最好表述为分裂式歇斯底里。接下来对该案例进行检视，并依据每次会谈提供重要摘录。

4月1日

病人准时到达，进行初次会谈。她说她曾看过其他治疗师，但觉得不满意，于是打电话给一个公立诊所，经过与社会工作者讨论之后，她被转介给Q医生。医生鼓励她继续陈述，并通过在相关时间点上提出适当问题，带出她的精神病史。她说自己曾经酗酒十年，并在匿名戒酒会中治愈。她在19岁时，因母亲的精神病而开始酗酒。她说自己的抑郁症也在同一时间开始。还讨论了一些她之前的精神病治疗情形。得到的初步个人背景资料如下，她是一名本地出生的34岁已婚基督教家庭主妇，高中毕业，丈夫是一名技师。医生也记录了她父亲的职业、她的婚姻时间、她兄弟姐妹的年纪，以及她孩子的年龄。对创伤事件的初步调查显示，她父亲酗酒，父母在她7岁时分居。

病史显示，她有头痛症状，一只手臂、一只腿会麻木，但没有抽搐、过敏、皮肤病，或其他具有常见精神疾病特征的身体异样。她过往经历的所有手术、受伤和严重疾病所对应的年龄都被清楚地记录。探究她的童年后发现，她有严重的精神病理，如梦游、咬指甲、夜惊、口吃、尿床、吸拇指和其他学前问题。简要回顾她的学校生活。检视化学物质的影响，如药物和是否接触毒品。对她的精神状态进行了谨慎的探索，最后请她讲述任何她记得的梦。她提到最近梦见"他们正从水中救出我丈夫。他的头受伤了，我开始尖叫"。她提到，她经常听到有内心的声音在告诫自己要健康，两年前还听到过一次"外在"的声音。完成了这个初步询问病史的任务后，同意病人可以随意走走。

讨论：病史询问的过程是经过审慎计划的，因此病人始终都拥有主动性，治疗师最多只是好奇地、而不是正式或公开系统性地收集资料。这表示病人可以尽可能地以她自己的方式来推展面谈，并且不需要玩收集精神病史的心理游戏。同时，由于她抱怨会感到麻木，所以转介她到神经科医生那里进行检查。

4 月 8 日

神经科医生怀疑她的情况是颈椎关节炎，但没有推荐她进行任何特定的治疗。病人进行这次访谈，像是进行一种心理调查。她不由自主地提到自己"就像一个小女孩"渴望认可但也叛逆，正如她"成年人的部分"会指责这个小女孩。她说这个"小女孩"看起来很"幼稚"。有人建议她释放"小女孩"出来，而不是压制她。她回答说，这看起来很厚颜无耻。"不过，我喜欢孩子。我知道我没办法达到我父亲的期望，我尝试得很厌烦了。"这也包括她丈夫的"期望"。对她来说，这些期望可以统称为"父母的期望"，因为她自己实际上也这样描述过。她认为她生命中有两个最重要的"父母"，就是她的丈夫和父亲。她会迷惑丈夫，且她认识到自己对父亲也是如此。当她的父亲和母亲分开时，她想（当时 7 岁）"我本来可以留住他的"，因此她不仅在顺从一事上有冲突，而且对父母人物也有一种诱惑的态度。

讨论：病人对结构分析的特殊能力已经很明显了。她自己将"小女孩"和"成人部分"区分开，并承认"小女孩"会顺从某些她认为与父母有关的人。

因此，只需要以非指导性的方式加强她对这三种自我状态的认识。对于许多其他病人来说，可能要到第三次或第四次会谈，甚至可能更晚，才能做到这一步。

4 月 15 日

她憎恶那些告诉她该做这、做那的人，尤其是女人。这是对"父母"的另一种反应。她提到了一种"高高在上"的感觉。有人指出，这是一个非常小的女孩必须有的感觉，这又是一个儿童自我。她回答说："哦，看在老天的分上，这很难相信，真的！正如你说的，我可以看到一个小孩子……很难相信，但这对我来说是有道理的。就像你说的那样，我觉得我不想走路：一个穿着连身衣的小女孩……我现在觉得很好笑。他们拉着你的右肩，你气坏了……但我对我儿子也这样做。当我想'我没有否定他啊，我知道他的感觉'时，我就是在否定了。这真的是我妈妈的不赞赏吧？这就是你提到的父母自我的部分吗？这一切让我有点害怕。"

从这一点来看，可以这样强调，这些诊断上的判断没有什么神秘或抽象的问题。

讨论：病人现在已经体验了儿童自我的一些现象学现实，并增加了她在之前的访谈中所建立的关于行为的、社交的和历史的现实。因此，这些迹象有利于用沟通分析进行治疗。

4 月 22 日

"这一周，是我15年来第一次感到快乐。我觉得发现儿童自我并不太难，我可以在我丈夫和其他人身上看到它。我和我儿子之间有问题。"她与儿子的游戏在父母自我（她的否定和决心）、儿童自我（她的诱惑性及她对他顽固不化的不满）及成人自我（她对他终于完成工作时的满足感）这三方面，得到了不那么精准但及时且鲜明的澄清。有人暗示，比起家长式的方法（给个甜蜜的理由），也许成人的方法（给个好的理由）更值得一试。

讨论：病人现在参与了沟通分析本身，并提出了社会控制的想法。

4月28日

她报告说，她和儿子相处的情况好多了。为了找出更多有关儿童自我的信息，我们运用了回溯分析。她说："猫弄脏了地毯，他们都怪我，要让我把它擦干净。我否认是我干的，就结巴了。"在随后的讨论中，她指出，匿名戒酒会和圣公会都要求对"混乱"坦诚不讳。因为这样，她把两个都抛弃了。会谈结束前，她问道："咄咄逼人可以吗？"我回答："你想让我告诉你吗？"她明白这里的含义，就是她应该根据成人自我的理由来决定这些事情，而不是征得父母式的许可，她回答说："不，我不要。"

讨论：在本次会谈中，她脚本中的一些元素被引发出来。可以预料，她会尝试适当改编猫的情节，将此重现在和治疗师的关系中。她的提问"咄咄逼人可以吗？"或许是这种改编的第一步。这给了治疗师一个拒绝玩游戏和强化她的成人自我的机会。病人在理解结构分析和沟通分析上，取得了很好的进展，以至于她被认为已经做好了充分准备，能进入更高阶的团体治疗。她要参加的团体是以女性为主的。

5月4日

一个梦。"我看着自己说：'没有那么糟'。"她喜欢这个治疗团体，但这让她在接下来的一周里感到不舒服。她想起了一些记忆，包括童年时期的同性恋游戏。"哦！这是我不喜欢匿名戒酒会的原因。那儿有两个同性恋女性，其中一个还说我性感。"她抱怨阴道瘙痒。"我妈妈和我睡在一起，她会来烦我。"

讨论：她梦中明显的内容被认为是成人自我，这显示出预后良好的可能性。治疗团体里的经历引发了性冲突，而这是关于她的性冲突本质的第一个迹象。

5月11日

在离开治疗团体的会谈中，她感到非常兴奋。"事情进展很快，为什么他们能让我笑得脸红？家里的情况好多了。我现在可以亲儿子了，我女儿第一次过来坐在我的腿上。如果生活很单调无趣，我不能成为一个好情人。"

讨论：对家庭游戏的分析（部分内容已概述于第十四章）促使她的成人自我进行了一些社会控制。很明显，她的孩子们已经感受到了这种比以前有效的自我控制，并且很长一段时间以来，他们第一次感受到妈妈可以站稳自己的立场，而他们可以有所依据地做出相应的回应。至于她在团体里的兴奋，以及她表示若太单调她就不能成为一个好情人的说法，显示她与丈夫之间正进行某种性的心理游戏。

本周晚些时候在治疗团体中发生的事，清楚地显示她在一些游戏中，需要有人扮演父母人物。有一位新病人加入了团体，一位男性社工，她对他的职业印象非常深刻。她问他，大家在治疗团体里应该做什么。有人指出来，她知道的比他多，因为这是他第一次参加，而她是第三次了。她说她讨厌人们告诉她该怎么做。尽管她有丰富的经验，但她还是一副无知的模样，向一个新手请教，因为她似乎对他的教育背景印象深刻：显然她在尝试设计一个游戏。这种解释很有道理。她辨识出自己如何"下饵"给一个可能的候选人，让其成为父母模式，然后她再对此提出抱怨。

5月18日

她对团体中进行的回溯分析感到不安，这让她想起她对精神错乱的恐惧，以及她在州立医院住院的母亲。她自己做了一个作品，是一些优雅的大门，通向美丽花园。这是她幻想夏娃时代之前的伊甸园的作品。从使用的材料看出，花园的大门是根据她多年前探望母亲的州立医院的大门修饰而成。在团体里的这个经历，为她提供了一个及时的机会，让她知道她可能想去住院治疗来免除一些责任。

在过去的五六年里，她只探望过她母亲一次，有人建议她最好再去探望一次。提出这个建议的人措辞非常谨慎，要显示是来自成人自我而不是父母自我。务必避免任何可能的暗示，表示她是个坏女孩不去看母亲。她能够理解这种探望的价值，这乃是对她的成人自我的锻炼，也是一种手段用来防止未来当有一天母亲去世，她的父母自我和儿童自我之间可能出现的困难。她提出了一些新信息，显示她对这个建议的接受程度很高。另外，她的丈夫从不洗头，而且总有她可以接受的好借口。他已经好几个月没洗头了。她说这并没有让她太困扰。治疗师说，当要嫁给他时，她一定就知道这个状况了。她否认了。

5月25日

她说，比起害怕生病的人，她一直更害怕生病的动物。这一周她的猫生病了，她第一次感到不害怕。她小的时候，有一次她的父亲打了她，她的狗扑到他身上，然后他就把狗送走了。她告诉孩子们，她自己的母亲已经死了。每当她想起母亲时，她就会开始喝酒。有一次有人告诉她，在她母亲怀孕八个月的时候，她父亲把她母亲绑起来要毒死她。有人救出了生病的母亲，以为她母亲已经死了，但后来她苏醒了。跟她讲这个故事的阿姨说："你的一生从出生开始就一团糟。"

讨论：这一点的意义还不明确。然而很明显，她正在面对与修通一些与她母亲有关的、相当复杂的冲突。她对生病的猫的社会控制，表示在不久的将来，她可能会去探望自己的母亲。

6月1日

"坦白说，我害怕去看我妈妈的原因，是因为我自己可能想留在那里。"她想知道"我为什么存在？有时我怀疑自己的存在"。她父母的婚姻像是一个战场，她一直觉得自己不被需要。治疗师建议她去拿一份出生证明的副本。

讨论：病人现在面临有关存在的问题。她的成人自我显然经常摇摆不安，因为她的儿童自我对她的存在、存在的权利以及存在的形式产生了怀疑。她的出生证明，可以成为她确实存在的书面证据，应该可以给她的儿童自我留下深刻的印象。随着社会控制的建立，加上她能了解，她可以用自己选择的形式存在，她想退缩到去住州立医院的渴望应该会减弱。

6月8日

她描述了她丈夫的酗酒游戏。在匿名戒酒会的聚会里，她被告知应该祝福他并安慰他，这让她感到恶心。她用了一些不同的方法。"有一天我说，我会叫救护车送他去医院，因为他看起来不能自理了，结果他站起来，没有再喝酒了。"他说他只是想通过自己喝酒，来帮助她保持清醒。之所以出现这种情况，是因为他上周酗酒，而她肩膀痛得本来想打他，但反倒劝阻了他。

由此看来，他们之间的秘密婚姻合约中，一部分是基于这样的假设，即他会喝酒同时她将扮演拯救者的角色。这个心理游戏得到了匿名戒酒会的强化，但对她是有利的。当她拒绝继续担任拯救者而变成迫害者时，游戏中断了，也就是他停止了饮酒。（很显然，由于她过去一周的不安全感，他们又重新开始了这个游戏。）

这份大纲是送给她的。首先她说："这不可能是我们婚姻合约的一部分，因为我们相遇时都没有喝酒。"过了一会儿，她在会谈中突然说："你知道，现在我记得我们结婚时，我确实知道他不洗头，但我不知道他喝了酒。"治疗师说，蓬乱的头发也是秘密婚姻合约的一部分。她看起来有所迟疑。然后她想了想说："天哪，是的，我确实知道他喝酒。我们在高中的时候经常一起喝酒。"

现在看来，在他们结婚的头几年，他们玩的是一场可切换的酒鬼游戏。如果她喝，她丈夫就不喝；如果他喝了酒，她就会保持清醒。他们的关系从一开始就是建立在这个游戏的基础上，后来被他们打断了，这一定是费了很大的劲儿才忘记的。

讨论：本次会谈有助于病人澄清她的婚姻结构，还强调为了保持婚姻游戏的进行，所需花费的时间和精力，以及对应的，在没有意识控制的情况下，进行压抑所需要花费的能量。

7月6日

暑假间隔了一个月。病人回来时肩膀酸痛。她去了一趟州立医院，她的母亲让她离开了。这让她感到绝望。她有一些嗅觉幻觉。她觉得她在办公室里闻到了煤气的味道，但她认为那是干净肥皂的味道。这引发了对她精神活动的讨论。在最近的瑜伽训练中，她产生了异常逼真的意象。她会看到花园和没有翅膀的天使，色彩和细节都非常清晰。她回忆说，她小时候也有过一样的意象。她还看到过基督和她的儿子。他们的脸色清亮而活泼。她会看到动物和花朵。事实上，当她散步穿过公园时，她喜欢偷偷地和树木和花朵讲话。医生与她讨论了这些活动所表达的渴望。向她指出了艺术和诗意的层面，因此鼓励她写作和尝试手指画，她看到了她的出生证明，她对自己存在的怀疑少了一些。

讨论：对于这些现象和她之前提到的听觉表现，不必太担忧。这些说明，在她和父母之间极度不安的关系之下，她童年时产生补偿的倾向。传统的方法是给她"支持性"治疗，帮助她抑制这种心理病态，并照常生活。结构分析提供了另一种可能性，但需要一些勇气：让这个不安的儿童自我能够表达自己，并从因为表达而产生的建设性经验中受益。

7月13日

她去看了内科医生，因为她的血压很高，医生给她开了萝芙木碱（一种降血压药）。她告诉丈夫她要用手指画画，他生气地说："用粉彩笔！"当她拒绝时，他开始喝酒。她意识到现在发生的是一个"吵闹"的心理游戏，并对自己被卷入感到有些绝望。她说，不过如果她不和他玩"吵闹"，他会感到绝望，这真是很难以选择。她还提到那个美丽花园的大门，与她很小的时候妈妈送她去的日间托儿所的大门非常相似。现在出现了一个新问题：如何区分心理治疗的效果和降血压药物的效果。她很乐意帮助解决这个问题。

7月20日

她正在失去兴趣并感到疲倦。她同意这可能是药物的影响。她透露了一些以前从未向任何人提起过的家庭丑闻，现在她说她喝酒不是在母亲精神病后才开始的，而是在这些丑闻之后开始的。

这次会谈有了一个重要的进展。她在治疗过程中，双腿会习惯性地呈现不雅的暴露姿势。现在，她又在抱怨匿名戒酒会里那些同性恋女性。她抱怨说，男人也会向自己献媚。她不明白为什么，因为她觉得自己没有做什么。当别人告诉她会呈现暴露的坐姿时，她表示相当惊讶。随即有人告诉她，多年来她很可能也是采取这种挑逗的坐姿；而她原本认为别人总是咄咄逼人，很可能是她自己相当粗暴的诱惑姿势造成的。在随后的团体会谈中，她大部分时间都保持沉默，当人问到她时，她提到了医生所说的话，以及这些话如何让她感到不安。

讨论：这是一次非常关键的会谈。以牺牲正常家庭生活的可能性为代价，病人通过与丈夫和其他男女玩心理游戏，获得了大量的主要和次要获益。主要外在获益是避免愉快的性交。如果她能放弃这些获益，可能表示她已经准备好接受正常的婚姻关系，正常婚姻能带来的满足感，应该甚于她所放弃的那些。从她的症状可以清楚地看出来，她儿童自我中的精神分裂元素。至于歇斯底里元素，则在她所玩的社会可接受的"挑逗"游戏中表现得最为明显。因此，将她诊断为分裂性歇斯底里。

以她现在的情况，应避免为她的游戏命名，因为她还太脆弱，还无法承受这样的直率。只是简单向她描述这个游戏，而不指出它的名字。然而，以非常复杂的分类方式来看，它在技术上被称为"一级挑逗"。这是歇斯底里症病人典型的游戏：粗暴的、"不经意的"、诱人的暴露癖，然后就在对方要产生回应之前，游戏者突然表示惊讶和无辜受伤的抗议。（如前所述，"三级挑逗"是挑逗里最恶毒的形式，游戏将结束在法庭或停尸间。）目前，治疗性问题是她是否已准备充分，以及她的儿童自我与治疗师之间的关系是否已得到充分理解，以使这个面质能产生效果。从某种意义上说，她和孩子们的生活，取决于治疗师对这些问题的判断。如果她决定对这一切生气并退出治疗，那么她可能会在很长一段时间内，甚至永久不再接受心理治疗。如果她能接受，那么其效果可能有决定性影响，因为这个特殊的游戏就是她婚姻快乐的主要障碍。当然，治疗师不会在没有足够信心认为可以成功的情况下，冒险提出这个问题。

8月10日

治疗师在两周假期后回来。先前对病人的面质已经成功了。病人现在说出一件发生在她青春期早期的事：她父亲侵犯了她，而她的继母假装睡着了。他还猥亵了其他孩子，但她的继母总是替他说话。她将这种"侵犯"与自己对人的诱惑联系起来。她详细讨论了这种关系，让她觉得性是肮脏或粗俗的。她说，因为这种感觉，她一直非常小心地与丈夫发生性关系，并且会因此而试图避免与他发生性关系。她明白了，她和他玩的这些心理游戏，是为了避免性行为，因为她觉得她不能放手去享受它，这对她来说只是一种负担。

讨论：病人显然对治疗师的直率感到震惊，但也感到欣慰，因为它进一步揭示了她的婚姻结构，并指出了可以采取的措施。

8月17日（**最终会谈**）

病人宣布这是她的最后一次治疗。她不再担心在她表现得性欲很强时，她丈夫会认为她肮脏或粗俗。其实她从不问他是否这么想的，只是假设他是如此。在一周中，她以不同的方式接近他，而他的回应是满意的惊喜。在过去的几天里，他多年来第一次吹着口哨回家。

她也意识到了另外一件事。因为自己是一个复原的酗酒者，她一直为自己感到难过，并且试图引起人们的同情和钦佩。她现在能看清楚这是一场"木头腿"的游戏。此时她已经准备好自己尝试了。她对父亲的感觉也不同。关于诱惑这件事，也许她涉入的比自己想象的要多。对于她裙子太短的评论，她感到很震惊，但这对她是有帮助的。"我永远不会承认我想要性。我一直以为我想要的是'关注'。现在我可以承认我想要性。"在这一周里，她去另一个城市的医院里探望了生病的父亲。她能够相当客观地观察自己的这趟探访。现在，她觉得自己已经和他分离了，不想再要他了。这就是为什么她能够与丈夫发生性关系。她觉得转移是通过治疗师作为中介而完成的，最初是治疗师取代了她父亲的位置，但现在她不再需要他了。现在，她可以自由地和丈夫谈论导致她出现症状的性压抑，以及她对丈夫的性感受。他说他同意她的看法，并且也回应她的感受。上次探望回来，在她想通了这一切之后，那天晚上她便做了一个梦，梦里面有一个美丽的、有女人味的、平静的女人，这让她的内心感觉非常好。她的孩子们也不一样了；他们很快乐、很放松并且乐于助人。

她的血压下降了，瘙痒也消失了。治疗师认为这些症状的改善，可能是由于药物的关系。她回答说："不，我不这么认为，我知道那种区别，我以前吃过那种药，当那种药起作用时，会让我感到疲倦和紧张；但这是一种全新的感觉。"

她提到自己在画画，而不是画手指画，她在做她想做的事；她觉得这没有不好，就像在学习生活一样。"我不再为别人感到遗憾，我觉得如果他们做对了，他们也应该能够做到这一点。我不再觉得自己比别人差，尽管那种感觉还没有完全消失。我不想再参加这个团体了，我宁愿和我丈夫一起度过这些时间。当他吹着口哨回家时，就像我们又开始约会了，真是太棒了。我会先试试三个月，如果我感觉不好，我会打电话给你。我也不觉得自己很'神经症'了：我的意思是，有一些心身症状和内疚感，以及我对谈论性的恐惧，诸如此类。这真是一个奇迹，我只能这么说。我无法解释我快乐的感觉，但我觉得是我们（你和我）一起努力的。我与丈夫更加亲密和和谐，他甚至开始照管孩子们了，就像他成为家里的男主人一样。我甚至对匿名戒酒会感到有点内疚，因为我在我的'木头腿'游戏中使用了它们。"

当直接问她，结构分析是否有帮助，游戏分析是否有帮助时，她都回答说："哦，是的！"她补充说："还有脚本分析。例如，我说我丈夫没有幽默感，你说'等一下，你没有真的认识他，他也不认识你，因为你一直在玩游戏和演出你的脚本，你们都不知道彼此真正喜欢什么。'你是对的，因为现在我发现他真的很有幽默感，而没有幽默感也是游戏的一部分。我现在对我的家很感兴趣，对此我很感激。我又可以开始写诗，表达我对丈夫的爱了。我以前一直把它放在心里。"此时，会谈时间即将结束。治疗师问："你想喝杯咖啡吗？"她回答说："不用了，谢谢，我刚喝了一些。我已经告诉了你我现在的感受，就是这样，这就是全部了，我很高兴来到这里，我很享受。"

总结：尽管上述摘录明显不够完整，但无须以怀疑、吃惊或不以为然的心来看待这些令人欣慰的改进。任何有经验的读者可能会想到的许多问题，病人本人都已经回答了。

例如，她认为治疗师代替了她的父亲，随后她丈夫代替了治疗师，因此不能说这是不明就里的痊愈。最令人印象深刻的是她的孩子们，尤其是她丈夫态度的转变。这种间接的指标，通常比治疗师或病人的意见更有说服力。有证据表明，最初的治疗目标已经系统地实现了。她已经放弃了原先的许多心理游戏，取而代之的是更令人满意的直接关系和亲密关系。她的衣着和举止更加端庄，同时她看起来更有性吸引力和性满足感。对早期所发生的事情，可以提供简要的解释。她来到治疗师面前，带着临时出现的被支配与催眠的幻想，就像之前对其他男性治疗师一样。由于她的游戏受到面质，她不得不慢慢放弃这些幻想，对于她那诱人姿势的评论让她看清楚，治疗师是不会被诱惑的。随着她的成人自我得到强化，她能够做出决定，放弃她那孩子气的野心，同时开始成年人的事业。

虽然目前有一些想法，认为这个案例的过程可能尚不足以表明所达成的改善是稳定的，但只需要注意一个假设，就可以采取乐观一点的看法，而且这个假设确实是经由经验证明的；也就是说，要不要玩心理游戏及玩自己的剧本是可选择的，一个够强壮的成人自我可以放弃这些转而去享受令人满意的现实体验。这正是沟通分析的行动主义面向。

距离她提议的三个月试验期还差几天，病人写信给治疗师，如下："我感觉很好。我不需要吃任何药物，降血压的药也已经停用一个月了。上周我们庆祝了我的35岁生日。只有我丈夫和我，我们没有带孩子就去了。水很美，树也很美。天哪，要是我能把它们画下来就好了。我们看到了一只巨大的海豚，这是我第一次见到海豚，它看起来好漂亮，动作好优雅……我和丈夫相处得很好。不论白天还是夜里，都变得如此不同。我们变得更亲密，彼此更贴心。我可以做自己。这似乎是最常使我感到困惑的一点。我总是要保持礼貌等。他仍然吹着口哨走上楼来。这对我来说，比什么都好。我很高兴你建议我画画。你不能想象，单是这件事对我有多大的好处。我越画越好了，可能我很快就会开始尝试绘画。孩子们都非常好，并且他们建议我能提到这部分。下个月我要去上游泳课，没有骗你，这是我以前永远做不到的事。随着时间接近，我有点害怕，但我已经下定决心要去学它。如果我能学会把头埋在水里，对我来说就是一件非常兴奋的事了。我的花园看起来很漂亮。那是你帮助了我的另一件事。天哪，我现在每周至少出去两次，花几个小时，没有人会反对。你知道，我认为他们更喜欢我能够这样。”

"我本来不打算谈得这样漫无目标，但我似乎有很多话想要告诉你。我会写信告诉你我的游泳进展得如何了。来自萨利纳斯我们全家的爱。”

这封信向治疗师确认了两件事。

1. 即使停止服用降血压药后，病人的情况仍然在持续改善。

2. 即使停止心理治疗之后，病人的丈夫和孩子也仍然在持续改善。

有一件事应该要补充，那就是她丈夫现在会洗头发了。到目前为止，关于这个案例即使用最悲观的说法，它也意味着他们跃入了健康的家庭生活。在临床表现上，对沟通分析唯一合法的要求，就是在一定的时间和精力投入下，应该产生与任何其他心理治疗方法一样好或更好的结果。在埃纳太太的案例中，有16次个别治疗和12次团体治疗（一年后的追踪显示，改善状况仍保持着）。

在这方面，出于比较的目的，应该记住一位经验丰富的、有思想的精神分析师的话 [1] ："我们征服的只是心理成因的一部分：冲突的呈现，发展上的失败。我们并没有消除神经症的原始根源；我们只协助人们得到更好的能力，将神经症的挫折转化为有效的补偿。由于内心的和谐需要某些条件的存在，故此免疫是无法实现的。弗洛伊德的《分析有止境和无止境》（*Analysis Terminable and Interminable*）一书给我们这些怀有无限治疗抱负的人带来了失望，也带来了解脱。"

—— 参 考 文 献 ——

[1] Deutsch, H. "Psychoanalytic Therapy in The Light of Follow-up." J. Amer. *Psychoanal. Assoc*. VII: 445–458, 1959.

病人人名检索

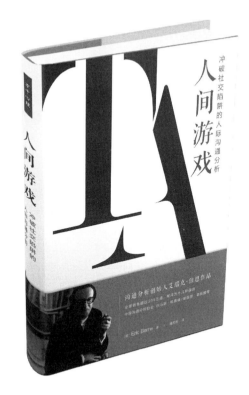

书　名：**人间游戏**
　　　　冲破社交陷阱的人际沟通分析

书　号：978-7-5184-3414-5

作　者：[美]艾瑞克·伯恩（Eric Berne）

译　者：周司丽

出版社：中国轻工业出版社

编辑推荐

　　这是一本可以给每个人在生活、婚姻以及工作中的沟通交流带来独树一帜的深刻启示的书。人际沟通分析学的创始人艾瑞克·伯恩对人与人沟通时的潜在动机和心理博弈的洞察令人叹服，他用极具个人风格的幽默而犀利的方式命名并分析了百种心理游戏，而这些心理游戏在我们与他人的互动中是那么"稀松平常"，一遍又一遍地设下隐秘的陷阱，让人难以在关系中实现真正的亲密。学会识别心理游戏可以让人跳出这种扭曲，重新审视自己和他人，过上更愉快的人生。

　　无论是从事心理治疗、咨询、教育、组织发展和商业活动的专业人士，还是希望获得个人成长的读者，都将从这本经典著作中获益良多。

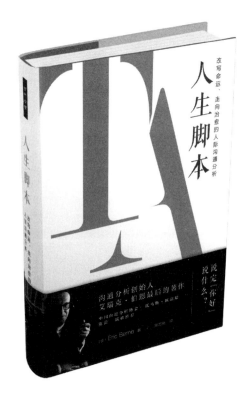

书　名：**人生脚本**
　　　　改写命运、走向治愈的人际沟通分析

书　号：978-7-5184-3412-1

作　者：[美] 艾瑞克·伯恩（Eric Berne）

译　者：周司丽

出版社：中国轻工业出版社

编辑推荐

　　苏格拉底说："未经省察的人生不值得过。"

　　若你发现人生仿佛原地转圈，或者逃不出命运般注定上演的剧情，或许沟通分析理论的创始人、著名精神病学家艾瑞克·伯恩的回答会让你豁然开朗。

　　我们早在童年时就形成了某种人生脚本，它是我们潜意识中一生的计划。而设定了输家脚本的人会践行"失败者"的角色，走向某种消极的人生结局。

　　但是，经过沟通分析式的省察，人生脚本在当下即可改写，冲破原生脚本对命运的束缚，迎来"彻底的治愈"，踏上真正成熟而不设限的新生。

　　伯恩在他最后的这本著作中，详细介绍了脚本是什么，如何形成和发展，有哪些深刻的类型，以及在临床治疗中应该如何做。无论是从事心理治疗、咨询、教育、组织发展和商业活动的专业人士，还是希望获得个人成长的读者，都将从这本经典著作中获益良多。